医药科普丛书

一本书读懂
生一个聪明健康的孩子

主编　孙自学

中原农民出版社

·郑州·

图书在版编目(CIP)数据

一本书读懂生一个聪明健康的孩子/孙自学主编．—郑州：中原农民出版社，2016.6
(医药科普丛书/温长路主编)
ISBN 978－7－5542－1433－6

Ⅰ.①一… Ⅱ.①孙… Ⅲ.①优生优育-问题解答
Ⅳ.①R169.1－44

中国版本图书馆 CIP 数据核字(2016)第 088095 号

一本书读懂生一个聪明健康的孩子
YIBENSHU DUDONG SHENGYIGE CONGMING JIANKANG DE HAIZI

出版：中原农民出版社
地址：河南省郑州市经五路 66 号　　　　**邮编**：450002
网址：http://www.zynm.com　　　　**电话**：0371－65751257
发行：全国新华书店
承印：新乡市豫北印务有限公司

投稿邮箱：zynmpress@sina.com
医卫博客：http://blog.sina.com.cn/zynmcbs
策划编辑电话：0371－65788653　　　　**邮购热线**：0371－65724566

开本：710mm×1010mm　 1/16
印张：10.25
字数：155 千字
版次：2016 年 6 月第 1 版　　　　**印次**：2016 年 6 月第 1 次印刷

书号：ISBN 978－7－5542－1433－6　　　　**定价**：26.00 元

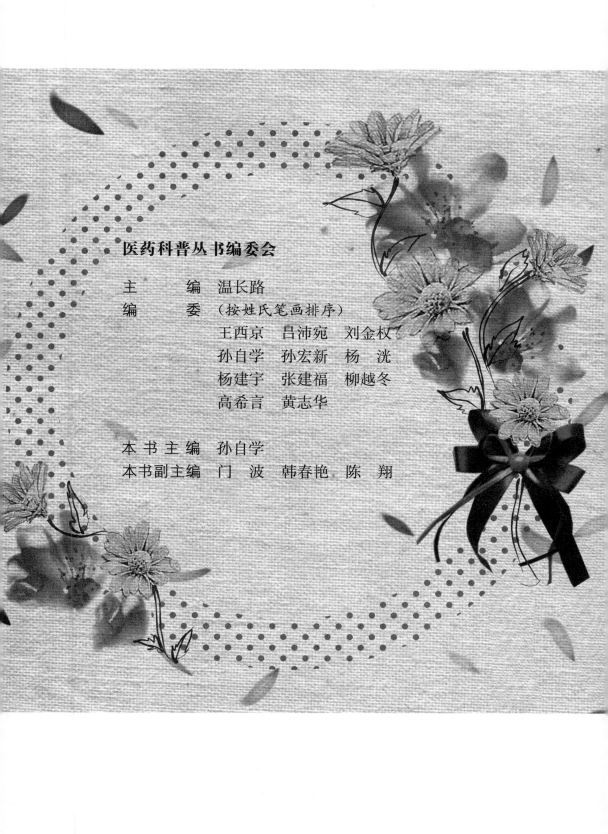

医药科普丛书编委会

主　　　编　温长路

编　　　委　（按姓氏笔画排序）

　　　　　　王西京　吕沛宛　刘金权

　　　　　　孙自学　孙宏新　杨　洸

　　　　　　杨建宇　张建福　柳越冬

　　　　　　高希言　黄志华

本书主编　孙自学

本书副主编　门　波　韩春艳　陈　翔

内容提要

　　孩子是家庭的希望,也是父母爱情的结晶。为了帮助读者朋友们生一个聪明健康的孩子,特请专家以问答的形式、通俗的语言,就读者关心的问题一一解答。本书分男性篇、女性篇、中医中药篇,在男性篇、女性篇中详细解答了生一个聪明健康孩子的条件、检查项目、日常注意事项、药物对胎儿的影响、男女不孕不育的原因、饮食及运动等,如运动锻炼是如何提高精子质量的、哪些药物影响精子质量、如何预测排卵期、迎接受孕应做哪些心理准备等。中医中药篇介绍了胎教、孕前中药调理、孕前药膳调理、男子保精等。愿本书能伴随您生一个聪明健康的孩子。

　　一套丛书,两年间出版了 24 种,不仅被摆放在许多书店的显眼位置,有不错的卖点,而且还频频在各类书展中亮相,获得读者的好评。2014 年 2 月,其中的 19 种已通过手机上线阅读,把它带进了更广阔的空间……这些信息既让我高兴,也使我惊讶:一个地方性的出版社能有如此之光彩,可见其决策者运筹之精、编辑人员付出之多、市场运作人员对机缘的把握之准了。在平面出版物不断受到冲击的今天,这是不是应当引起关注和研究的一个现象呢! 百姓的需求是最大的砝码,读者的喜爱是最好的褒奖,中原农民出版社不失时机地组织专家又编写出一批后续书目,并将于 2014 年 7 月起陆续推出。作为这套丛书的主编,我抑制不住内心的冲动,提笔写下这段话,以为这套丛书的高效繁衍鼓劲、助力!

　　继续推出《医药科普丛书》的意义,起码有三点是可以肯定的:

　　一是,为国民健康素养的提高提供食材。2012 年,我国居民的基本健康素养水平只有 8.8%,处于比较低的层次,与中国的大国地位和整体国力很不适应。2014 年 4 月,国家卫生和计划生育委员会在《全民健康素养促进行动规划(2014—2020)》中提出了 5 年后要将这个水平提高到 20% 的目标,这既是一项利国利民的大事,也是一项涉及诸多方面的艰巨任务。作为医学科学工作者,最方便参与、最有可能做到的就是利用自己的知识、智慧和创造性劳动,在向受众提供诊疗服务的同时,进一步加大对医学知识普及的广度、深度、力度和强度,通过讲健康知识、写科普作品,面传心授,身体力行,用群众喜闻乐见的形式向他们传播科学的生活理念和生活方式。《医药科普丛书》的承载中,就包含有这样崇高的使命。

　　二是,为医疗制度改革的顺利进行拓宽思路。我国正在进行的医疗制度改革,事关国计民生。疾病谱的快速变化、老龄化的日趋突出,困扰着未来世界的发展,也困扰着社会的安宁。美国的人均年医疗经费投入已高达 8 700 美元(占美国 GDP 的 17.7%,是全球总投入的 1/4),而国民健康水平(发病率和人均寿命)在世界卫生组织 191 个国家的排名中却一直徘徊在第 18～20 位。我国虽然在过去短短几十年时间就完成了西方国家一二百年才完成的转变，但同时也存在着发展中国家所面临的疾病和健康的双重负担。如不及早干预，未来国家 GDP 的 1/4 将用于医疗。要解决十几亿人口的健康问题，必须寻找一条符合我国国情的路子，用李克强总理的话说，就是用中国式的方法去解决世界难题。《医药科普丛书》的承载中，也包含着这样积极的因子。

三是，为健康服务业的发展增添动力。2013 年 10 月，国务院正式出台了《关于促进健康服务业发展的若干意见》（以下简称《意见》），要求充分调动社会力量的积极性和创造性，扩大供给，创新发展模式，促进基本和非基本健康服务协调发展，力争到 2020 年，基本建立覆盖全生命周期、内涵丰富、结构合理的健康服务业体系。《意见》中提出的今后一个时期发展健康服务业的八项任务，体现在治疗、预防、保健、康复的各个层面，如何实现对疾病干预的前移，树立超前的健康管理意识，是重中之重的工作。它对降低发病率、减少疾病痛苦、节约卫生资源、增加健康指数、增强国力都有不可估量的作用。围绕这一理念，在健康预测、健康评估、健康教育、健康维护、健康干预等领域大有作为。《医药科普丛书》的承载中，还包含了这样有益的探索。

《医药科普丛书》的作者，都是各个学科的专家，资质是完全可以放心的。已经出版的 24 种书，传播了健康的正能量，产生了较大的影响，这是应当肯定的主旋律。仔细阅读就会发现，有的书文笔老到，深入浅出，趣味引人，出自长期从事科普的高手；有的书，墨花四溅，激情横溢，单刀直入，出自牛刀初试的新秀。越来越多的医学工作者爱科普、做科普，成为学术与科普并举的双重能手，是一种值得称道的好现象。学术与科普，既是可以互相渗透、互相促进，命运密不可分的同宗学问，又是具有不同个性特点的两个领域，如何在二者之间找到恰当的切合点、交融处，是文化和科学传播中需要认真探索和努力解决的问题。建议丛书的后续作品，进一步处理好政治与学术、文化与科学、中医与西医、创新与普及、养生与养病、偏方与正方、食养与食疗、高雅与通俗、书本与实用、引用与发挥等关系，立足基层、立足老百姓的实际需求，以指导大众健康生活方式的建立、养生理念的形成和常见病、多发病的防治方法为主，兼顾不同人群的不同需求，采取多样性的形式，有针对性地为民众提供科学、有用、有理、有趣的知识和技能，成为他们追求健康、幸福人生的好帮手、好朋友。

　　以上这段话，是感慨之中一气呵成的，充以为序，以与作者、编者、读者共勉吧！

2014 年 6 月 6 日　北京

人类疾病谱虽然不断发生着变化,但常见病依然是影响健康长寿的最主要因素。以最多见的慢性病为例,心脑血管疾患、恶性肿瘤、呼吸系统疾病、糖尿病每年的死亡人数分别为 1 700 万、760 万、420 万、130 万,占世界死亡人数的 85％ 左右,其中有 30％ 的死亡者年龄还不足 60 岁。我国的情况也不乐观,政府虽然逐年在增加医疗投资,但要解决好十几亿人口的健康问题,还必须循序渐进,抓住主要矛盾,首先解决好常见病的防治问题。如何提高人们对健康的认知、对疾病的防范意识,是关系国计民生的紧迫话题,也自然是医药卫生工作者的首要任务。

2009 年 10 月,在长春市召开的庆祝新中国成立 60 周年优秀中医药科普图书著作奖颁奖大会上,中原农民出版社的刘培英编辑提出了要编纂一套《医药科普丛书》的设想,并拟请我来担任这套丛书的主编,当时我就表示支持。她的设想,很快得到了中原农民出版社领导的全力支持,该选题被列为 2011 年河南省新闻出版局的重点选题。2010 年,他们在广泛调查研究的基础上,筛选病种、确定体例、联系作者,试验性启动少量作品。2011 年,在取得经验的前提下,进一步完善编写计划,全面开始了这项工作。在编者、作者和有关各方的通力合作下,《一本书读懂高血压》《一本书读懂糖尿病》《一本书读懂肝病》《一本书读懂胃病》《一本书读懂心脏病》《一本书读懂肾脏病》《一本书读懂皮肤病》《一本书读懂男人健康》《一本书读懂女人健康》《一本书读懂孩子健康》《一本书读懂颈肩腰腿痛》和《生儿育女我做主》12 本书稿终于脱颖而出,在龙年送到了读者面前。今年,《一本书读懂失眠》《一本书读懂过敏性疾病》《一本书读懂如何让孩子长高》《一本书读懂口腔疾病》又和大家见面了,这的确是一套适合普通百姓看的科普佳作。

在疾病的防治方法上,如何处理好中西医学的关系问题,既是个比较敏感的话题,又是个不容回避的问题。我们的态度是,要面对适应健康基本目的和读者实际需求的大前提,在尊重中西医学科各自理念的基础上,实现二者的结合性表述:认知理念上,或是中医的或是西医的;检查手段上，多是西医的；防治方法上，因缓急而分别选用中医的或西医的。作为这套书的基本表述原则，想来不必羞羞答答，还是说明白了好。毋庸遮掩，这种表述肯定会存在这样或那样的不融洽、不确切、不圆满等不尽如人意处，还需要长期的探索和艰苦的磨合。

东方科学与西方科学、中医与西医，从不同的历史背景之中走来，这是历史的自然发展。尽管中医与西医在疾病的认识上道殊法异，但殊途同归，从本质上看，中西医之间是可以互补的协作者。中西医之间要解决的不是谁主谁次、谁能淘汰谁的问题，而是如何互相理解、互相学习、互相取长补短、互相支持、互相配合的问题。这种"互相"关系，就是建立和诠释"中西医结合"基本含义的出发点与归宿点。人的健康和疾病的无限性与医学认识活动的有限性，决定了医学的多元性。如果说全球化的文化形态必然是不同文化传统的沟通与对话，那么，全球时代的医疗保健体系，必然也是不同医疗文化体系的对话与互补。当代中国医疗保健体系的建立，必然是中西医两大医学体系优势互补、通力合作的成果。中西医长期并存、共同发展，是国情决定、国策确立、国计需求、民生选择的基本方针。从实现中华民族复兴、提高国民健康素质和人类发展进步的共同目标出发，中西医都需要有更多的大度、包容、团结精神，扬长避短，海纳百川，携手完成时代赋予的共同使命。医学科普，是实现中西医学结合和多学科知识沟通的最佳窗口和试验田。不管这一认识能不能被广泛认可，大量的医学科普著作、养生保健讲座实际上都是这样心照不宣地进行着的，无论是中医的还是西医的。

世界卫生组织称，个人的健康和寿命60％取决于自己、15％取决于遗传、10％取决于社会因素、8％取决于医疗条件、7％取决于气候的影响，这就明确告诉我们，个人的健康和寿命，很大程度上取决于自己。"取决"的资本是什么？是对健康的认知程度和对健康正负因素的主动把握，其中最主要的就是对疾病预防问题的科学认识。各种疾病不仅直接影响到人的健康和生活质量，而且严重影响到人的生存状况和寿命。我国人均寿命从新中国成立之始的35岁升高到2005年的73岁，重要原因之一就是疾病防治手段不断得到改善和提高。如果对疾病防控的技术能够再提高一些，这个数字还有上升的余地。摆在读者面前的这套《医药科普丛书》，就是基于这种初衷而完成的，希望读者能够喜欢它、呵护它、帮助它，让它能为大家的健康给力！

新书出版之际，写上这些或许不着边际的话，权以为序。

陆书鹏

2013 年春　于北京

目录

女　性　篇

中医中药篇

男 性 篇

怎样生一个聪明健康的孩子

优生就是生个健康、聪明的宝宝,避免具有先天性畸形、遗传性疾病的孩子出生。主要是通过婚前检查、禁止近亲结婚、孕前的遗传咨询以及相应的产前诊断等措施,降低不健康孩子的出生率,以提高国民的健康水平、生活质量、人口素质。

男性不讲优生,就不能生育聪明健康的孩子吗

孩子是父母最好的"作品",天下的父母都希望自己的孩子健康、聪明。作为人来说,生育是与生俱来的能力,只要男女双方具备生育条件,都能生儿育女。

近年来随着我国经济的发展,每个人的工作、生活压力增大;我国结婚和生育年龄普遍延后,加上环境污染、性传播疾病等各种因素,导致不孕不育发病率逐年升高。在此大环境下,你保证就能生出一个聪明健康的宝宝吗? 生育出一个天资聪慧、活泼健康的宝宝,一家人皆大欢喜;相反,因男女双方的疏忽,或受到某些因素的影响,导致具有某些缺陷儿的出生,无疑会给男女双方造成严重的精神打击,同时也给家庭造成巨大的经济负担和精神痛苦。生儿育女是终身大事,试问,你敢冒此风险吗? 所以,男性优生格外重要,不可忽视。

优生的意义

孩子不仅是家庭的希望,也是国家民族的未来。健康的孩子能给家庭带来幸福与欢乐;一个具有先天性疾病的孩子将会给父母带来痛苦,给家庭和社会带来负担。鉴于此,优生的目的就是预防不健康的、有某些遗传性疾病及先天性缺陷残疾儿的出生,提高人口质量,提升民族素质,改善人类遗传基因。

优生的条件有哪些

对于人类来说,生育是一个伟大的造人工程,人体就是一个非常神秘的“机器”。要想生一个聪明健康的孩子绝非易事。在保证男女双方都健康的基础上,首先我们要做到以下几个方面:

(1)生育的年龄要适当:过早地结婚、生育即早婚早育,是指不符合国家婚姻法规定,男女双方没达到法定年龄(男 22 周岁,女 20 周岁)而结婚、生育的现象。据统计,在此阶段女方生育的孩子多属早产,而且体重较轻,同时伴有染色体异常。异常的染色体会影响胎儿的发育,或有明显的畸形,因此不利于优生。然而父母高龄(男方年龄大于 40 岁,女方超过 35 岁)生育也是没好处的。对于男性来说,此期孕育,易导致流产,其原因是精子发生遗传异常的概率较高。年龄超过 35 岁的女方,不仅孕育率低下,同时出生的胎儿畸形率也偏高。鉴于此,我们提倡男方的最佳生育年龄在 25~35 岁,女方的生育年龄为 23~30 岁。

(2)禁止近亲结婚:近亲(或称亲缘关系)是指 3 代或 3 代以内有共同的祖先。如果他们之间通婚,就称为近亲婚配。近亲婚配的夫妇有可能从他们共同祖先那里获得同一基因,并将之传递给子女。如果这一基因按常染色体隐性遗传方式遗传,其子女就可能因为是突变纯合子而发病。因此,近亲婚配增加了某些常染色体隐性遗传疾病的发生风险。禁止近亲结婚是预防遗传病发生的有效措施。

(3)禁止遗传病患者结婚或生育:对于患有精神分裂症或白痴患

者应禁止结婚；对于一些多基因遗传病、隐性遗传性疾病或显性遗传病患者，应禁止生育，因为相关遗传病能够直接传给子代，不宜生育。

什么是男性生殖系统？ 包括哪几部分

生物都有延续生命的本能。在人类中，能够完成这一使命的组织、器官我们称之为生殖系统。在男性体内，由产生生殖细胞的组织、器官而组成的这个系统就叫男性生殖系统。

男性生殖系统由外生殖器和内生殖器两个部分组成。

（1）外生殖器：阴囊和阴茎。

（2）内生殖器：根据结构和功能不同分为睾丸、生殖管道、附属性腺。睾丸就是住在阴囊内的两个小"蛋蛋"，是精子与雄激素生成的地方。生殖管道顾名思义则是运输精液的通道，由附睾、输精管、射精管、尿道组成。附属性腺就是为精子提供服务的腺体，包括前列腺、精囊腺、尿道球腺。

阴茎的结构与作用是什么

阴茎就是我们平常所说尿尿的小"鸡鸡"；它呈圆柱状，由尿道海绵体和两条阴茎海绵体所组成，外面包以筋膜和皮肤。尿道海绵体位于阴茎的腹侧，尿道贯穿其全长。尿道海绵体前端膨大部分为阴茎头，后端膨大部分为尿道球部，在阴茎海绵体两脚之间，固定于尿生殖隔的下面，表面被球海绵体肌包裹，肌肉收缩压迫尿道球部，参与排尿与射精。阴茎海绵体，在阴茎的背侧，左右各一，紧密结合。阴茎海绵体中间稍粗，两端变细，前端嵌入阴茎头内；后端分叉，称为阴茎海绵体脚，通过韧带固定于耻骨弓。阴茎海绵体与阴茎的勃起有关；阴茎的勃起是性生活的关键。

因此说，阴茎的大小、长短，阴茎能否勃起与男性生育有着紧密的关系。

阴囊这个"如意袋"收缩与舒张有什么作用

阴囊即睾丸的"家";在阴茎后方,两侧大腿前内侧之间;其皮肤薄而柔软,含有丰富的汗腺和皮脂腺。阴囊的结构,从外到内依次为皮肤、肉膜、精索外筋膜、提睾肌、精索内筋膜、睾丸鞘膜。

阴囊的收缩与舒张主要是肉膜和提睾肌作用的结果;肉膜含有平滑肌和弹力纤维,能舒张或收缩阴囊。提睾肌是一层来自腹内斜肌和腹横肌的薄肌束,具有上提睾丸的功能。

阴囊舒张还是收缩取决于睾丸温度。睾丸是精子生成的加工厂,所需温度为 34℃ 左右,当局部温度过高或稍低都会影响精子的生成。因此,当温度高时,阴囊则舒张,表面积增大,其皮肤上的汗腺分泌汗液,起到降低温度的作用。当外界温度过低时,肉膜内的平滑肌收缩,阴囊表面积缩小,减少皮肤散热;同时,提睾肌上提睾丸,使睾丸紧贴盆腔底部,以保持生精温度。

睾丸与附睾是"主仆"关系还是兄弟俩

睾丸左右各一,位于阴囊内,呈卵圆形或长卵圆形,前缘游离,后缘附有系膜、血管、神经、淋巴管由此进入,后缘上部与附睾相连;其大小约 4.5 厘米×2.5 厘米×3 厘米,重 15 克左右。

睾丸表面有被膜包裹,被膜由外向内依次为鞘膜脏层、白膜、血管膜组成。白膜是由致密的结缔组织构成,在睾丸后缘增厚,伸入睾丸内部,把睾丸内部分成放射状、圆锥体形的小间隔即睾丸小叶;每个睾丸大约有 250 个小叶,每个小叶内有 1~4 条生精小管。生精小管管壁上有生精细胞和支持细胞;管壁外有间质细胞,它能分泌雄激素;通常间质细胞调节支持细胞,调控精子生成。精子生成后在生精小管内随睾丸液流入附睾。

附睾为一对长而粗细不均匀的扁圆器官,趴在睾丸的后外侧,可分为头、体、尾三部分,由输出小管和附睾管组成。精子在生精小管内生成后不具有运动的能力,它需要在附睾内停留 8~17 天才能成熟,并获得运动和受精能力。

由此可知,睾丸与附睾既不是"主仆关系",也无"兄弟交情",它们是精子生成流水线上的不同"车间",二者相辅相成,不可或缺。

前列腺到底是什么？有什么作用？它掌握男性性功能的"生杀"大权吗

前列腺位于膀胱颈口的下面,是一个实质性器官,呈前后略扁的栗子形。前列腺底与膀胱颈相连;下端尖细,与尿生殖隔相连;后面紧贴直肠。前列腺有尿道从中穿过,即称为尿道前列腺部。尿道前列腺部后壁正中隆起的尿道嵴最突出的部分即为精阜,精阜由富有平滑肌的海绵体组织构成,宽高各约 3 毫米,两旁有多个前列腺导管的开口。精阜的中央有一细小的盲腔叫前列腺小囊,其内有一对射精管开口。精囊液与精子从射精管射出;前列腺尿道部的外周是前列腺腺体,具有分泌前列腺液的功能,当前列腺周围的肌纤维收缩时,有前列腺液排出,在射精时和精囊液、精子交汇,从而构成精液,通过尿道,射出体外。因此,前列腺尿道部是一个"交通枢纽",是精液汇聚的交通站,在生育中的作用,不可或缺。但是,它与性功能的强、弱无确切关系。切不可听信"小广告",患了前列腺炎就影响了性功能。

什么是精囊腺？它是储存精子的仓库吗

精囊腺,是一对长椭圆形前后略扁的囊性器官,位于膀胱底与直肠之间;上端较膨大,下端细直为排泄管,与输精管一起融合成射精管;其内如蜂巢状,分泌精囊液,约占精液的 2/3,具有营养精子的作用;在其内偶可发现精子,但它不是精子的仓库。

精子就是精液吗？它们有什么区别

精液主要由精子和精浆两部分组成。精子是生育的关键物质,如果把精子比喻为一个产品,该产品就是在睾丸的生精小管内产生的。精子的外形似蝌蚪,头小,尾巴长,此结构为精子的快速运动奠定了基础。

精浆由附属性腺精囊腺分泌的精囊液、前列腺分泌的前列腺液和尿道球腺分泌的少量液体组成。若把精子比喻为鱼,那精浆就是水,精液就是有鱼的水。

为什么男人体内有"雌激素"？它有什么作用

男性体内主要是以雄激素为主的,但体内亦有少量的雌激素,它的产生主要有两个途径。其一,由肾上腺分泌的;其二,由部分睾酮经芳香化酶催化产生的。研究发现小剂量的雌二醇能促进 A 型精原细胞分裂增生及精母细胞减数分裂;雌激素可以作为早期生精细胞的生长因子,其缺乏可导致生精细胞凋亡和分化障碍。然而,过量的雌激素可引起生精细胞增殖分化障碍和凋亡,抑制精子发生。目前造成人类精子数目普遍下降的原因之一,是生活环境中雌激素摄入量过高。研究认为雌二醇可通过旁分泌作用于间质细胞膜上的雌二醇受体,抑制睾酮合成分泌,维持雄激素与雌激素比值的动态平衡。

男人的"雄激素"怎样产生的？具有哪些作用

雄激素又称"男性激素",具有促进男性附性器官成熟及第二性征出现,并维持正常性欲及生殖功能的作用。

雄激素分为睾酮、二氢睾酮、睾酮和雄酮等,不同类型的雄激素在分泌场所、分泌量和生理功能上均有差异。睾酮是雄激素最主要的形式,是调节支持细胞功能的主要激素,也是维持精子发生的关键因素之一。体内能合成睾酮的组织主要是睾丸,男性体内 95％的睾酮来源于睾丸的间质细胞,肾上腺也可分泌少量睾酮。

雄激素对体内许多系统都具有作用,在胚胎期、青春期、成年期作用重点不完全相同,作用的靶器官主要是生殖系统,包括性分化、精子发生、维持性功能、促进附属性腺的发育等。睾酮主要生理作用有：

（1）促进雄性性器官和附属性腺的生长发育：在人胚胎期，睾酮能刺激雄性生殖道的分化，促进中肾管发育分化为附睾、输精管和精囊腺；胚胎发育第13周，外生殖器原基细胞中的5α-还原酶使睾酮转变为双氢睾酮，后者决定了阴茎和阴囊的发育分化；出生前，睾酮使脑垂体向男性方向发育，完成脑垂体的功能分化。

（2）促进男性副性征的发育：在青春期，促卵泡生成素和黄体生成素刺激间质细胞再次分泌大量雄激素，促进青春期的启动和发育；促进睾丸发育、精子产生；有益于附睾发育，保证精子在附睾中的成熟。此时，副性腺发育，开始有分泌功能；阴茎勃起器官发育，具有了勃起和射精功能。

（3）在促卵泡生成素和黄体生成素共同作用下，调节精子发生：在成年期，睾酮分泌稳定，用于刺激生精功能，维持精子发生和精子在附睾中的存活时间，维持男性第二性征和性功能。

（4）反馈调节下丘脑或垂体的激素分泌：通过负反馈作用抑制下丘脑或垂体分泌促卵泡生成素和黄体生成素，以保持体内激素的平衡状态。

（5）促进机体的合成与代谢：对骨骼肌、骨、肾等雄激素敏感组织具有明显的促进蛋白质合成代谢作用，促使氮沉积，增加肌纤维的数量和厚度等。

（6）刺激骨髓造血功能：在骨髓造血功能低下时，雄激素能刺激骨髓的造血功能，尤其是通过刺激肾脏产生促红细胞生成素，间接增强红细胞的合成。

睾酮还能影响肝脏多种血浆蛋白质的合成及分泌，促进免疫球蛋白的合成，具有类似糖皮质激素的抗炎作用，增强远端肾小管对水、钠的重吸收作用。

精子与卵子是怎么"约会的"

精子与卵子结合形成受精卵的一刹那便是生命的开始。当夫妻同房后,精子便开始长途跋涉。精子离开精液经宫颈进入宫腔,从宫腔到输卵管壶腹部,在此等待卵子的出现。当卵子出现时,所有在此等候约会的精子便一头扑进卵子的怀抱。先入为主,第一个到达者便为胜利者,与卵子牵手走向幸福的港湾——子宫腔内,然后在肥沃的土地中生根发芽。

那么,能够约会成功都需要哪些条件呢?

●需要形态结构、功能正常的卵子与精子,并且双方不能迟到太久。一般认为,卵子在排出后 6 小时内,受孕率最高,如果超出她的耐性,她便关上了希望的大门。

●输送卵子和精子的管道要通畅。输精管、阴道、宫颈、子宫、输卵管必须保持通畅,如果道路阻塞,或者输卵管管壁纤毛活动异常,就会使精子和卵子无法相遇。

●子宫内膜发育良好。肥沃的土地,能为种子提供养料和水分,而利于种子的生根发芽,同样只有发育良好的子宫内膜,才有利于受精卵的着床。

男性优生检查的内容有哪些

随着我国婚前检查要求的放松,要想优生,那么孕前检查则必不可少。作为男性,孕前检查主要有以下几方面:精液检查、生殖系统检查、遗传病检查等方面。具体的项目有血、尿常规,病毒型肝炎、梅毒、艾滋病的排查,同时还要根据男性的工作、生活环境等做一些特殊检查。

(1)精液检查:取同房后 3~7 天的精液,了解有无精子以及精子质量好坏、密度大小,以此评估受孕率的高低。

(2)血、尿常规检查:了解是否有泌尿生殖系统感染,排除相关性病传染病给女方,因此而影响女方身体健康。

(3)肝炎病毒、梅毒、艾滋病的检查:病毒性肝炎患者,孕前要了解女方相应病毒抗体情况,虽然肝炎病毒不影响受孕,但是女方一旦感染,相关抗病毒药物会影响胎儿。对于艾滋病患者,不论男性或女性,如果其生殖器官正常,则不影响受孕。据统计,感染者中男性居多,而且艾滋病的传染方式主要是性交;如女方患病,可能通过胎盘母婴垂直传播方式感染胎儿,并有可能导致早产及婴儿出生体重降低。因此,艾滋病患者不建议生育,生育时注意做好安全措施,以免使女方或胎儿感染此病。梅毒患者,应及早发现,及时治疗,经治愈后是可以生育的。

孕前检查,女方查了,男方可以不检查吗

健康的宝宝是先天与后天相互结合的产物,但是起决定作用的还是孩子的先天条件。如果没有好的先天基础,任何科学喂养,也不能弥补孩子的出生缺陷。所以说,健康的卵子与精子是优生的基础。如果精子或卵子有一方不健康,则出生的宝宝就有疾病忧患。因此,男方孕前检查也是不可缺少的。男方孕前的意义:其一,能够提前发现问题,及时解决。孕育是夫妻双方的事情,在女方身体正常的情况下,时机成熟就可怀孕。如果,久等不孕,男方再去医院检查,是非常耽搁时间的,也给女方带来一定的心理伤害。因此,这也是我们提倡夫妻双方同时检查的原因。其二,遵医指导,戒除不良生活习惯,为孕育健康宝宝做好准备。健康的精子不只是戒除烟酒就可以保证的,不规律的作息也影响精子质量。如熬夜,饮食辛辣、油腻,高温的工作环境以及农药超标的水果、蔬菜等都是精子的劲敌。为了优生,男方有必要进行孕前检查、咨询。

身体健康就一定能生育出聪明健康的孩子吗

男女身体健康是优生的前提与基础,也是宝宝健康的基本条件。但是,男女健康者生出缺陷儿的情况也是常有的事情,那么这是什么原因呢?

缺陷儿可分为遗传性和非遗传性两种。所谓遗传性,就是由于遗传因素而导致的出生缺陷,这类患儿,其父母身体都健康,但是由于某些遗传疾病基因作祟,而导致胎儿发育异常。非遗传性疾病,是指男女双方均身体健康,新生儿的患病原因是胎儿在母体内受到外

界不良因素影响,如放射线、药物、病毒及微生物等,从而影响胎儿脏腑功能发育,以致出生后表现功能缺陷或畸形。因此,男女健康者,也可能生出不健康的宝宝。当然,随着医学发展及先进的检查设备的普及,我们可以避免缺陷儿的出生。但是,我们更应该重视的是,男女孕前的优生检查与咨询,以此指导具有隐性遗传基因的男女如何生一个聪明健康的孩子。

长时间使用手机,会影响男性优生吗

我们都知道,无论屋内或是屋外,我们都可接收到手机信号,那么我们天天使用手机,这种手机信号会对精子产生影响吗?

手机是靠电磁波传递信息的,电磁波对人体影响主要是辐射电波的波长(或频率)、人体吸收电波功率的大小、受辐射时间的长短。电磁波波长越短,人体吸收电磁波功率越大,受电磁波辐射的时间越长,对人体的影响就越大,反之影响就越小;其对人体的影响主要体现在热效应、非热效应和积累效应上。据实验研究和调查观察结果表明,手机的电磁辐射很弱,只有在接听、拨打瞬间功率增大,但其对精子的影响很小,对人体的影响主要表现在神经系统上,如果长时间接听、拨打电话,会影响人的神经和内分泌调节,进而影响人的整个身体健康和生殖能力。因此,我们建议,不要长时间地接听、拨打手机,尽量把手机放在距离睾丸较远的地方。

男人性生活不规律影响优生吗

"食色,性也。"性生活和饮食一样,是人类的基本生理需求。人的饮食是有规律的,一日三餐,饥饱适度,过饱或过饥则会影响人体的健康。以此类推,性生活不规律,过频或过少,不仅会影响人的身体健康,也会影响人的优生。

和谐的性生活,是指性生活时夫妻双方都能达到性高潮,获得性满足。一般正常的性生活时间为5～15分钟,性生活时间过长,则会给女方带来妇科炎症,甚至引发免疫性不孕;时间过短,女方无法获得性满足，影响女方情绪，身体内分泌无法获得调节，日久则会导致肝郁气滞、月经不调等。规律的性生活，是指在身体状况允许的情况下，性生活的频率，一般为一周2～3次，或隔2～3天1次。只有规律和谐的性生活，才对身体有益，也有利于优生。

性生活过频，则影响精子的数量和活力。女方的排卵是有规律的，每月1次，要想孕育成功，必须在适当的时间让精子与卵子"鹊桥相会"。而精子的生成及成熟也需要一个过程，90天左右。每天性生活或多次地射精，不仅会导致精液量减少，同时还会导致精子的数量减少，影响受精能力，从而影响受孕，更谈不上优生。为了能够精卵结合，男方必须在女方排卵前，有足够的"精力"冲破重重险阻，达到输卵管伞端与卵子约会。

性生活过于稀疏，精子在体内存留时间过久，导致精子衰老和死亡，活力降低，则会影响受精和运动能力。重要的是，如果性生活过于稀少，会错过与卵子结合的机会，也不会使精卵结合，也会影响生育。

因此，规律和谐的性生活不仅有利于双方的身体健康，而且也有利于优生。

男性服用哪些药物影响优生

我们知道，男方身体不适，服用某些药物后，其药物分布是全身性的；有些药物是可通过血管——睾丸屏障，影响精子生成的。假如此时怀孕，则会影响优生。因此我们不建议男方在孕前乱服药物。

那么孕前都有哪方面的药是忌服的呢？

●影响精子生成或者影响精子受精能力的药物。如利福平、环丙沙星、吗啡、氯丙嗪、红霉素、酮康唑等药，这些药是通过干扰雄激素的合成，影响精子生成和受精。

●影响受精卵的药物，禁止应用。如抗凝血药、镇静药、抗癫痫药、抗肿瘤药及某些激素类药等。

●男性患有某些疾病，且这类疾病影响精子的生成及质量，在治疗过程中，或者用此类药物时，禁止孕育。如患有高热、感染性疾病时，应用解热镇痛药、抗生素等药期间是要避孕的。

什么是遗传？遗传物质是什么

俗话说"种瓜得瓜，种豆得豆"。各种生物都有将自身的性状、结构、功能传递给下一代的现象，叫遗传，其实质是父母把自己的遗传基因传递给子女，包括显性遗传和隐性遗传。显性遗传是有显性基因所表现的遗传方式，父母和子女同样具有显性基因控制的症状。隐性遗传病是指父母携带某种基因但不发病，其基因遗传给后代后则使其发病。

遗传物质：在父母与子女之间传递遗传信息的物质；根据物种不同，可能是 DNA 或 RNA 或蛋白质；其特性具有相对的稳定性，能自我复制，前后代保持一定的连续性并能产生可遗传的变异。

什么是基因？什么是染色体

基因即遗传因子，是遗传的基本单元，是 DNA 或 RNA 分子上具有遗传信息的特定核苷酸序列。基因通过复制把遗传信息传递给下一代，使后代出现与亲代相似的性状。

染色体是细胞核中载有遗传信息（基因）的物质，在显微镜下呈圆柱状或杆状，主要由脱氧核糖核酸和蛋白质组成，在细胞发生有丝分裂时期容易被碱性染料着色，因此而得名。

什么是遗传病

由遗传物质发生变化而引起，或者由于致病基因所控制而产生的疾病就叫遗传病。

哪些人需要遗传咨询

遗传咨询，是由从事医学遗传学的医生根据医学遗传学的原理，对患有遗传病的病人及家属提出的有关疾病问题进行解答的过程。其目的是为了在是否应该生育问题上做出合理决定。

哪些人需要遗传咨询呢？近亲婚配者、家族成员中或本人有遗传病或先天智力低下者、有先天缺陷儿生育史者、曾发生不明原因死胎者、性器官发育异常需性别鉴定者、妊娠有高热或接受过 X 线照射者及高龄孕妇等。

遗传咨询的内容有哪些

通过遗传咨询可以缓解患者的心理压力，帮助患者正确对待遗传病，了解发病概率，知道怎样采取正确的预防、治疗措施等。其咨询内容：

- 遗传病患者的治疗。
- 所生小孩有先天异常时，是否为遗传病，如果是遗传病，其下一胎发生遗传病的概率高不高。
- 本人患有遗传病时，是否能生育，如果能生育，孩子发生的概率高不高。
- 以往生过患儿，现在怀孕，测出下一个胎儿是否也有遗传病等。

什么是伴性遗传病

人类有 23 对染色体，其中 22 对是常染色体，1 对性染色体。由位于性染色体上的致病基因引起的疾病称为伴性遗传病。可分为 X 伴性遗传病和 Y 伴性遗传病。

哪些遗传病只传男不传女

在 3 000 多种人类遗传病种，大约有 250 种只在男性中发病，女性没有或很少，主要因为很难出现 2 条染色体同一位置都有致病基因，一条 X 染色体致病基因往往被另一条 X 染色体上的正常基因所掩盖,故表现不出症状。男性只有一条 X 染色体,若其上有致病基因,没有相应的正常基因可掩盖,就会发病。如果父母是致病基因的携带者,父亲正常,他们所生的男孩有 1/2 的可能是患者,女孩有 1/2 的是致病基因携带者。此类遗传病主要有血友病、假肥大型进行性肌营养不良症、蚕豆病、红绿色盲、先天性无丙种球蛋白症、遗传性耳聋、遗传性视神经萎缩、脆性 X 染色体患者等。

哪些男性疾病禁止生育

(1)严重的隐性遗传性疾病:如肝豆状核变性、苯丙酮尿症、糖原积累症、先天性全色盲、小头畸形等。男女双方如果有一方是隐性遗传性疾病患者,所生子女可以不发病,而只成为携带者。但是,如果双方都患有同样隐性遗传病,子女就会和父母一样患上同样的疾病。

(2)严重的显性遗传性疾病:常见的有视网膜母细胞瘤、强直性肌营养不良、遗传性痉挛性共济失调、软骨发育不全等。这些疾病的共同特点是都会造成严重的功能障碍和明显畸形,不能正常地工作、学习和生活,并且会直接遗传,父母之一有病,子女约半数会发病,所以这些患者都不宜生育。

(3)严重的多基因遗传性疾病:多见的有精神分裂症、狂躁抑郁性精神病、原发性癫痫病、青少年型糖尿病等。这类疾病种类很多,它的发生与遗传和环境有一定的关系。如果患者的父母或兄弟姐妹中还有人患病,那么其子女的发病概率也较高。所以,最好不要生育。

什么是男性不育症

男性不育症是指由于男性因素引起的不育。一般指夫妇同居 1 年以上,未采取避孕措施而妻子未能生育,原因出在丈夫身上的病症。具体讲男性不育症是指精子的产生、成熟、运输或射精能力缺陷等所引起不能生育的总称。它并非是一种独立的疾病,常是多种疾病所导致的最终后果。

男性不育的常见原因有哪些

男性不育病非常复杂,概括起来主要有 3 个方面的原因。

(1)睾丸因素:睾丸要产生足够数量和符合质量的精子,不但睾丸要发育正常,而且外部条件也必须满足生成精子所具备的条件,如阴囊内温度要低于体温 2℃左右,睾丸不能受到射线等辐射。

(2)输精管道因素:精子生成并在附睾中成熟后,通过性生活经输精管道排出体外。输精管道包括附睾、输精管、射精管和尿道。输精管是附睾管的延续部分,自附睾尾部开始,终止于射精管,全长约 40 厘米,分为睾丸部、精索部和盆腔部。输精管末端在精囊腺内侧,呈梭形膨大,医学上称之为"输精管壶腹部",之后向下逐渐变细,最后与精囊的排泄管合而形成射精管。如果输精管道因先天发育不良,如先天附睾、输精管缺如或先天性睾丸附睾之间连接不良等则会引起精液排出障碍,而导致不育。

(3)射精障碍:①患者性知识缺乏,阴茎插入阴道内不动,性生活姿势不正确,甚至不清楚阴道位置等,均可导致不能在阴道内射精而不育。②性功能障碍。严重勃起功能障碍使阴茎不能插入阴道。严重早泄即阴茎没有插入阴道就射精。不射精或逆行射精,前者无射精动作,无性快感,后者虽有,但精液进入膀胱。③外生殖器先天畸形。如严重的尿道下裂或上裂,以及严重的阴茎硬结症,致使阴茎弯曲不能过性生活,这些均可引起精液排出障碍而不育。

性生活过频,男性会不育吗

睾丸强大的生精功能为生育后代做了充分的准备,但这并不意味着就可以不节制性生活。性生活过频有很多害处,其中之一就是可导致男性不育。

性生活过频可以导致每次射出的精液所含精子数过少或精子大部分处于幼稚和发育不成熟的阶段,精子活力差;再加上过多过频的性刺激可以使附属性腺器官长期处于充血状态,造成腺体分泌失调,影响精液成分和酸碱度，从而对生育造成不良影响，严重时可以导致不育。

另外，性生活过频使妻子频繁接触丈夫的精液、精子，对某些有妇科炎症的患者，容易产生抗精子抗体，产生免疫性不育。因此，规律房事，适度节制，不仅有利于身体健康，还有利于优生优育。

患了腮腺炎，就会不育吗

腮腺炎是由腮腺炎病毒侵犯腮腺引起的急性呼吸传染病，多见于儿童和青少年；以腮腺的非化脓性肿胀疼痛为突出的特征。腮腺炎病毒可侵犯各种腺组织或神经系统及肝、肾、心、关节等几乎所有的器官，常可引起脑膜炎、睾丸炎、胰腺炎、乳腺炎、卵巢炎等症状。

腮腺炎病毒好侵犯成熟的生殖腺体，因此，睾丸炎发病率占男性成人患者的 14%～35%。一般 13～14 岁以后发病率明显增高。常见于腮肿后 1 周左右，突发高热、寒战、睾丸肿痛，伴剧烈触痛，重者阴囊皮肤显著水肿，鞘膜腔内有黄色积液，病变大多侵犯一侧，急性症状 3～5 日，全程 10 日左右。病后 1/3～1/2 的病例发生不同程度的睾丸萎缩。由于病变常为单侧，故很少导致不育症。

什么是弱精子症

弱精子症也称精子活力低下症，是指在适宜温度下（25～37℃），精液离体 1 小时后进行检查，快速直线运动精子低于 25%，或精子直线前向运动不及 50%者。是导致男性不育的常见病因之一。

少精子症会不育吗

少精子症也称为精子减少症，是指精子密度低于 2 000 万/毫升，是导致男性不育的主要原因之一。精子密度或者说精子数量的多少与男性生育能力呈正相关。以往认为精子密度小于 6 000 万/毫升，即为少精症，但临床实际上是低于此数值而能怀孕者并不少。

因此判断男性的生育力,不能仅以精子数量的多少来判定,精子数目低于 2 000 万/毫升这个标准,只能表明睾丸生精功能明显下降,生育概率明显降低。

无精子症该做哪些检查

无精子症是指房事后 3～7 天,通过体外排精的方法获得精液,连续 3 次以上实验室检查,均未查到精子,精液离心镜检,也未发现精子者。这是导致男性不育的常见原因之一,占男性不育的 6%～10%。因睾丸生精功能障碍引起者,称为真性无精子症;因输精管道阻塞所致者,称为假性无精子症。主要检查有:

(1)精浆生化:主要检查果糖、α-糖苷酶或肉碱、柠檬酸等,通过这些检查,不仅可以做出梗阻性无精子症的诊断,而且可推断出梗阻部位。

(2)生殖激素测定:主要检测尿促卵泡素(FSH)、黄体生成激素(LH)、睾酮(T)以判定睾丸的生精功能;当 FSH 值高于正常上限值 2 倍以上时,表明生精上皮细胞已发生不可逆损伤。

(3)睾丸活检:该法主要是通过病理观察了解生精小管内生精情况,适应于通过精浆生化分析、激素测定尚不能判定无精子症原因者。

结核病影响生育吗

结核病的种类很多,以肺结核最为常见,故人们对其比较熟悉,而对其他结核了解的就不多了。实际上结核病除肺结核外,还可发生在肠、骨、生殖器等各部,分别叫作肠结核、骨结核、生殖器结核。生殖器结核与不育密切相关。生殖器结核多由血行感染和后尿道感染,其中多以前列腺先发生,然后蔓延到精索、输精管和附睾。其中,睾丸结核几乎都由附睾病变直接蔓延而引起。男性生殖器结核与泌尿系结核关系比较密切;肾结核患者 50%～75% 并发生殖器结核,生殖器结核中肾结核的发病率可在 9%以上。前列腺和精囊腺结核无明显征象，严重时会有会阴部不适、精液减少或血精。生殖器结核一般在附睾发生病变时才出现临床病象，所以当发现时疾病已是晚期。附睾结核可出现阴囊肿胀、增大，一般发展较慢，病人自觉症状不明显，以致肿胀逐渐增大，出现疼痛时才注意。有的患者一直到看不育病时才发现患有生殖系结核，严重时可与阴囊皮肤粘连，形成脓肿，脓肿破裂后形成窦道，排出脓液，长期不能愈合。一旦出现生殖器结核，就会影响到精子的生成发育、精液的量及成分、精子的活动能力等，甚至可出现少精或无精。

对于患了结核能否导致不育的问题，与发现得早晚、治疗效果的好坏有很大关系。患生殖器结核的患者，若能早期发现、早期治疗，可能对生育影响不大。但临床上由于多数患者被医生发现时已经较晚，经过治疗后，虽然结核得到控制，但恢复生育的可能性仍然非常小。

得了慢性前列腺炎还能结婚、生育吗

许多慢性前列腺炎患者担心自己不能结婚、生育，其实这种担心完全没有必要。实际生活中，绝大多数慢性前列腺炎患者都能进行正常性生活，甚至有些前列腺炎症状相当严重的患者，性功能都未受到影响。虽然有些患者性欲下降、早泄和射精痛，甚至出现阳痿，但多为患者心理压力过重造成的，根本原因并非是慢性前列腺炎。因为正常的阴茎勃起有赖于阴茎的正常生理结构、神经支配、阴茎海绵体正常供血以及雄激素即内分泌的调节作用。而慢性前列腺炎并不影响其中任何一个环节。慢性前列腺炎是否影响生育，从理论上讲，由于前列腺液是精液的重要组成部分，慢性前列腺炎时，对精液的质、量、成分等都会有影响，即影响精液量、pH 值、精子成活率、活动力、精液液化等，从而导致不育，但事实并非如此。有些患者症状很重或化验检查前列腺液中有很多脓细胞，但并不影响其生育力。可见得了慢性前列腺炎并不一定就不能生育。有些慢性前列腺炎合并不育症，也不一定是前列腺炎所致，导致不育的原因很多，应该进一步检查，以明确病因，正确治疗。

什么是血精

血精是指男性精液中混杂有血液成分,根据轻重程度不同,可分为肉眼血精和镜下血精。肉眼血精是肉眼可见精液呈红色或淡红色;镜下血精是指用显微镜检查才可发现精液中有红细胞。常见病因有生殖系统感染、管道梗阻或肿瘤等,是男科常见病之一。

阳痿的男人,都不能生育吗

阳痿又称为勃起功能障碍,是指性生活时阴茎不能勃起或者勃起硬度不坚,或勃起时间短,以致无法完成性生活,不能使卵子受精,因此女方无法怀孕。但是阳痿毕竟不是不育症。阳痿患者精液和精子是可以正常的,只不过无法完成性生活而不能使卵子受精。如果阳痿患者属精神性因素所致,经治愈后,是可以生育的。对于器质性阳痿,可通过手淫取精,进行辅助生育,也可以有自己的孩子的。因此说,阳痿患者,如果有正常的精子是可以生育的。

什么是逆行射精

逆行射精是指阴茎勃起功能正常,性生活时能达到性高潮,有射精的感觉,但无精液或仅有少量精液从尿道外口射出,部分或全部精液从后尿道逆行射入膀胱的一种病症。其主要是因为尿道内、外括约肌共济失调所致,是导致不育的常见原因之一。

精索静脉曲张所致不育的病理机制有哪些

精索静脉曲张是导致男性不育的常见原因之一,其发病率为35%～40%。有50%～80%的精索静脉曲张患者精子质量异常,睾丸活检可见双侧精子发生障碍。精索静脉曲张导致不育的机制迄今为止还没完全清楚,一般认为可能与以下机制有关。

（1）睾丸温度升高：睾丸生精功能得以正常维持，依赖于睾丸适宜的温度。精索静脉曲张时，睾丸周围的静脉血液淤滞，精索内静脉血液反流，使腹腔内较高温度的血液直灌入睾丸，而使睾丸温度调节障碍，从而使睾丸温度升高，使睾丸的生精过程发生障碍。

（2）血管活性物质及毒性代谢产物对睾丸的损伤：精索内静脉的血液逆流使肾上腺、肾脏的内分泌产物如类固醇类、儿茶酚胺等随逆流的静脉血进入睾丸，影响睾丸精子的产生。

（3）睾丸、附睾微循环障碍：精索静脉曲张患者睾丸局部区域，毛细血管和静脉淤血，动脉血流下降，这样势必影响睾丸的血供。

（4）精索静脉曲张对附睾功能产生较大的影响：由于精索静脉曲张会让睾丸局部温度上升，影响精子的生成，而附睾也参与精子的生成和成熟，所以精索静脉曲张对附睾的功能也是有影响的。

哪些食物对精子生成有好处

精液的主要成分有蛋白质、维生素类、精氨酸和各种微量元素。一些成分的缺乏不仅可导致精浆的异常，还可影响精子的生成和成熟，从而引起精子质量下降。所以在一日三餐中如果能够注意这些营养物质的摄入，就能提高男性精子质量，预防男性不育的发生。

多食用富含锌离子的食物。锌元素对男性附属性腺功能的正常发挥、精子产生和成熟非常重要，锌缺乏可以出现性欲下降、精子减少和精子活动力下降。因此，男性要多食用一些富含锌元素的食物。如牡蛎、瘦肉、鸡肉、鸡蛋、鸡肝、干果等。在吃这些食物的时候，注意不要饮酒，以免影响锌的吸收。

多食用富含优质蛋白质类食物。优质蛋白质是形成精液的主要原料。食物中如牛肉、狗肉、猪肉、鸡肉、鱼、虾、豆制品等含有优质蛋白质，要适当地多食用。精氨酸是精子形成的必要原料，并能增强精子的活动能力，对男性生殖系统正常结构和功能维持有重要作用。富含精氨酸的食物有鳝鱼、泥鳅、鱿鱼等，此类食物应该多食用。

多吃水果和蔬菜，以补充机体的维生素。维生素 E 与生殖系统关系密切，具有预防性器官老化、增强精子活力等作用。平时可食用一些花生和水煮花生。维生素 A 缺乏，可影响生精上皮细胞的发育。为预防不育症的产生，应多食用一些新鲜蔬菜和水果，如猕猴桃、苹果、西红柿等，以补充维生素 A、维生素 C。

吸烟对优生有哪些危害

烟草对人体的危害主要是尼古丁，尼古丁对人体的危害则是多方面的，其中对生殖系统的危害主要表现在：减少精子数量和质量。香烟中含有尼古丁、焦油、一氧化碳等有害物质，这些物质会通过血液进入人体，杀灭男性体内正常的精子，大大降低精子的数量。同时，尼古丁会使得男性精子的活性大大降低，阻碍精子正常的生长、发育，造成精子质量的下降。同时，吸烟还能造成精子畸形，影响精子的受孕率。因此，建议准备生育的男性禁烟 6 个月。

酒精是怎样影响精子的

酒，在古代中国它是一种药，能够治疗寒性病症；然现代则是一种餐饮伴侣。随着时代的发展，人们以饮酒为乐，导致一些人长期、大量饮酒。饮酒对人体的危害主要是因酒精在体内代谢后的产物——乙醛，氧化性较强，少量的乙醛很快被肝脏解毒。然大量饮酒，导致乙醛在体内长时间停留，伤害机体，影响精子的生成与质量，导致少精症、弱精症，从而影响生育。

运动锻炼是如何提高精子质量的

生命在于运动，运动在加快血液循环的同时，还能加快体内代谢物的排泄，改善机体组织细胞的物质交换，提高人体的免疫力。随着经济的发展，人们的生活节奏在逐步加快，忙于工作的人们，淡忘了运动。据研究显示，高度紧张的精神压力下，机体会产生大量有害物质。由于运动较少，毒物在体内积存时间越长，对机体影响越大。作为生殖系统，也难于幸免，作用于生精小管，则影响精子的生成，导致精子的畸形率升高，或者精子数量减少及死精子，严重者导致不育，因此，建议青年男性经常锻炼运动，不仅能强身健体，还能增强精子的活力，为优生打下坚实的基础。

哪些药物影响精子质量

是药三分毒，药物进入机体后，随血液循环遍布全身，有些药物则可直接或间接地影响精子的生成与质量。因此，男性在备孕时，也要慎重用药。如类固醇激素类药物禁止长期过量运用，其可抑制男性下丘脑—垂体—睾丸轴功能，可使睾丸萎缩，精子生成减少。磺胺类药物、西咪替丁等，这些药物能抑制睾丸功能，或抑制精子生成，使精子数量减少，精子活动力低下。

经常泡澡、蒸桑拿会导致不育吗

我们知道，精子的生成是在睾丸，其生精温度为 34℃ 左右，温度过高则可"烫死"大量精子，或者抑制睾丸的生精功能。据研究，男性在 43℃ 热水中浸泡 20 分钟，不仅能降低精子的活动能力，而且还会抑制精子的生成。因此，泡澡或洗桑拿过频者可能会引起不育。

男性日常生活中如何保护生殖能力

"没病时，要知道健康就是福。"男性朋友在身体健康时不仅要注意保健，更要保护好自己的生殖能力。因此，建议大家平时注意以下几点：

●养成良好的生活习惯。不抽烟，不酗酒，饮食要均衡全面。不管吃任何食物都要"把握好度"。酒精是一种性腺毒素，过量或长期饮酒，可引起性腺中毒。男性可发生血清睾酮下降，出现性欲低下、死精子症和畸形精子数升高以及性功能障碍。据研究，酗酒男性中有71%～80%的人，或性欲减退，或性无能，或二者兼有。吸烟对精子的生成和成熟都有影响，其影响因素主要是烟草中的尼古丁。要养成良好的饮食习惯，不要偏食，不要经常吃快餐，尽可能不喝或少喝咖啡饮料。要吃少糖、少脂肪饮食，避免食用含有防腐剂及着色剂的食物。水果和蔬菜在食用前要反复清洗，不要用泡沫塑料饭盒装热饭、热菜或加热食物。

●不穿紧身内衣，不洗桑拿、不坐浴，以保证适宜的睾丸生精温度。不染发、不焗油，防止某些化学成分对生殖功能的损伤。不要长时间使用电脑等，注意防护电离子和射线辐射。

●防止室内装修污染。室内装修最常见的毒性物质主要有甲醛、氡气、苯、二甲苯和某些放射性物质等，对男子精子质量和胚胎发育影响很大。尤其是氡气，主要存在于一些建材如花岗岩石板、混凝土或煤渣砖中，它是一种无色无味的气体，由铀和钍等放射元素衰变产生。所以，对新建或刚装修的房子一定要通过相关部门的检测，达标后方可入住，无论冬夏都要注意开窗通风。

●从事某种职业的男性要增强对生殖功能的防护意识。某些职业如油漆、电焊、皮革制造业、一些化工企业、厨师等，由于这些职业对男性的生殖功能有一定的影响，建议未婚或未育者，要做好防护；对本来生殖能力低下者，最好更换工作，避免得了"票子"没了"孩子"这种情况的发生。

●普及性知识，倡导性文明。要加强有关性知识和生殖常识的学习，了解男性生理特征和保健知识。

●洁身自爱，防止性病。不少性病，如淋病、非淋菌性尿道炎、生殖器疱疹等对男性的生殖能力影响很大，所以男性朋友一定要经得起诱惑，要洁身自爱，预防性病。男性朋友最好不要泡大池洗澡，尤其是包皮过长者。

●调畅情志，加强锻炼。良好的心态，愉悦的心情，强健的体格，可以提高人体的免疫力，可有效地预防各种细菌和病毒感染，如睾丸附睾炎、病毒性腮腺炎性睾丸炎等。研究证实肥胖可导致精子质量下降，而通过锻炼可以避免肥胖的发生。

●定期体检，尤其是生殖系统的体检，建议最好每年1次。如果发现睾丸有异常变化，如肿大、变硬、凸凹不平、疼痛，一定要及时看医生。

●注意安全，避免骑跨伤。如有骑跨伤，不管轻重都应及时到医院诊治，以明确对生殖功能的损伤程度。

女 性 篇

卵巢为什么是妈妈的小花园

　　卵巢是位于子宫两侧的一对卵圆形的生殖器官。它的外表有一层上皮组织,其下方有薄层的结缔组织。卵巢的内部结构可分为皮质和髓质。卵巢就像妈妈体内的一座"小花园",在妈妈小的时候就已成形,里面藏有许许多多颗"种子",随着妈妈长大,"种子"也慢慢长大。"种子"靠什么长大呢?"花园"周围的环境——妈妈身体内部的环境很重要,就像真正的"花园",如果没有良好的气候和空气质量,"种子"是无法茁壮成长的。所以,妈妈健康才能保证"种子"质量好。另外,还需要给"花园"定期施肥,卵巢分泌的雌激素和孕激素(或称黄体酮),就相当于这种肥料。雌激素的主要作用是促进女性生殖器官的生长发育,促进女性第二性征的出现等。孕激素的主要作用是促进子宫内膜在雌激素作用的基础上继续生长发育,为受精卵着床在子宫里做准备。因此,只有适度地施肥浇水,"种子"才会更好地生长。"种子"长大了、成熟了,终于有一天她离开了生养她的"花园",到了另一个地方——输卵管里,等候着精子的到来。卵细胞(即卵子)是由卵泡产生的,这是卵巢的功能之一。女婴出生时,每一卵巢内约含 75 万个原始卵泡,随着年龄的增长,绝大部分原始卵泡逐渐解体而消失。从青春期开始,每月有一定数量的卵泡生长发育,但通常只有一个卵泡成熟(大约经历 28 天),并且排卵。成熟卵泡的直径可达 18～20 毫米,突出于卵巢表面。

输卵管像牛郎织女相会之鹊桥吗

输卵管为一对细长而弯曲的管，位于子宫阔韧带的上缘，内侧与宫角相连通，外端游离，与卵巢接近，全长为8～15厘米。根据其构造和功能，分为间质部、峡部、壶腹部、伞端。

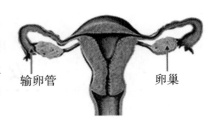

输卵管　　　　　卵巢

子宫像胎儿的摇篮吗

公主和王子，既可以说是卵子和精子，又可以说是女儿与儿子，无论怎样他们都是当之无愧的。他们相聚、生长发育的初始地就是子宫。子宫的主要功能是孕育和营养胎儿，受孕后子宫为胚胎着床、发育、成长的场所。分娩时子宫收缩使胎儿及胎盘娩出。子宫位于骨盆腔中央，四周由韧带固定，前方通过子宫颈与阴道相连，两侧通过输卵管和卵巢相接。子宫呈倒置的梨形，正常体积约为7.5厘米×4.5厘米×2.5厘米。宫腔容积约5毫升，由两层组织构成，内层为子宫内膜，其上2/3可随体内性激素的周期性变化而出现周期性的增殖和剥脱，剥脱物出血即月经。肌层非常强大，极富弹性和收缩力，为胎儿的生存和娩出做出巨大贡献。还有一个不为人知的作用是在性高潮时也会产生节律性收缩，主要感觉是在这个部位有广泛的愉悦欣快感。周期性子宫收缩还可促使产后自发止血、恶露排出和子宫回缩。子宫颈成人长约3厘米，是连接阴道和子宫的通道，又是子宫的防御屏障，更是精子进入子宫完成"婚配大业"的第一门槛。周期性的宫颈黏液变化可造成利于或不利于精子通过的环境。它主要由结缔组织构成，表面由扁平和鳞状两

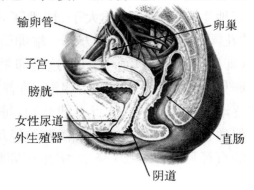

输卵管　　　　　卵巢
子宫
膀胱
女性尿道
外生殖器
　　　　　直肠
阴道

种上皮组成,所以较阴道易发生感染,宫颈糜烂成为常见的多发病,宫颈常成为许多慢性阴道感染,特别是性传播疾病感染的顽固病灶所在地。

阴道是胎儿娩出的通道吗

阴道确切地应称之为生殖道,因为它既是性交时容纳阴茎的地方,也是接纳精液的场所;既是性生活性兴奋主要体验之所在,又是胎儿娩出的通道。在正常状态下长 8～10 厘米,性兴奋时则发生非常大的变化,可以提供可变大的空间。这是因为阴道壁由三层组织构成,表层为黏膜,中层为肌肉,外层为弹力纤维组织。阴道内有大量的皱襞,富有极好的延伸性和弹性。其上端比下端宽,下端开口于阴道,上端含纳宫颈,平时像个瘪气球,四壁紧靠在一起,性兴奋时可以出现内 2/3 扩张,俗称"内勃起",外 1/3 紧握,又叫"高潮平台",其弹力和扩张力使阴茎和阴道的结合达到至美的相容程度,有利于性感的享受和精液的射入、暂存及精子游入宫腔,完成生殖繁衍功能。阴道壁的弹性、皱襞、渗液受内分泌特别是雌激素的调控,幼女及绝经后的妇女阴道上皮薄,皱襞少,弹力差,自洁润湿作用弱,容易受创伤和引起感染。

什么是优生

所谓优生,通俗地讲就是"生得优""生得好"。这个优、好的意思就是指生育的子代要健康、聪明、漂亮,尽可能地减少"缺陷儿"(包括身体发育缺陷和智力发育缺陷)的诞生。优生也是优育、优教等系列教育的前提和基础。研究如何才能使出生的孩子既健康又聪明、漂亮的这样一门学科我们把它称为"优生学",近年来也称为民族健康学,它是由遗传学、医学、心理学、人口学等多个学科相互交织、渗透,以遗传学为基础而发展起来的一门学科。大家都希望将来我们的孩子能成才,能"成龙""成凤",都知道国家的繁荣、民族的振兴最终靠的是人才,但成才的基础因素,必须是孩子的智力要好,不能仅仅满足于白白胖胖，所以说优生学最关注的问题之一就是"智力"。

优生必须要解决哪几个关键问题

●选好配偶。必须要做的就是婚前检查，是优生的重要环节。因为许多遗传病和先天性畸形与不恰当的婚姻有着密切关系，所以在选择配偶时必须在尊重科学的前提下，做好配偶选择工作。①不能结婚的情况（近亲或患有精神分裂症等）绝不能结婚。②在控制生育的情况下可以生育，就是说男女一方需要先施行绝育手术。③可以结婚生育，但必须在产前诊断监护下才能生育。

●做好优生咨询。

●做好怀孕前的各种准备，主要包括心理准备、身体准备及孕前的各种检查等。

●做好怀孕期、产前的检查与调护。

优生要做到哪"十要""十不要"

●要在身、心状况最佳时受孕，不要在新婚期、旅游时怀孕。

●要在合适的季节受孕，不要在雷雨、严冬、盛夏怀孕。

●要在合适的年龄受孕，作为男女方尽可能不要超过35岁。

●要避免不良因素的影响，不要接触放射线、农药等有毒物质。

●要保持良好心态和愉快心情，不要喜怒无常，精神抑郁。

●要保持营养合理、均衡，不要偏食。

●要戒除烟酒，不要我行我素。

●要适当锻炼，增强体质，不要过于安逸，避免病毒和其他致病菌的感染。

●要特别注意孕期用药，患病时不要乱用药或不用药。

●要做到孕前和孕后的合理检查，不要过多检查或不检查。

什么是孕前检查？ 孕前检查必不可少吗

小红和小明准备要孩子，婆婆就对她们说要做个孕前检查，小红夫妇很不解，自己身体健康，没啥病，没有必要做孕前检查。其实，这种观点是错误的！孕前检查是非常必要且不可忽视的！

孕前检查是指夫妻准备生育之前到医院进行身体检查，以保证生育出健康婴儿，从而实现优生。有些人认为做过常规体检了，就没必要进行孕前检查了，这种想法是不科学的。常规体检并不能代替孕前检查。常规体检包括肝肾功能、血常规、尿常规、心电图等检查，是最基本的身体检查。而孕前检查是以检查生殖器官以及与之相关的免疫系统、遗传病史等的检查。目前，我国已取消强制婚检，所以想孕育一个聪明健康的孩子，孕前检查是很有必要的。

孕前检查的常规项目有哪些

孕前检查的常规项目：支原体，衣原体，ABO 血型，RH 血型，弓形虫（TO）、风疹病毒（R）、巨细胞病毒（C）、单纯疱疹病毒 H 型（H）合称 TORCH 检查；女方另有妇科检查、白带常规检查，男方另有精液分析检查、前列腺液常规检查。

支原体、衣原体感染影响优生吗

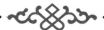

徐丽和马华在做优生体检时查出支原体、衣原体感染，医生建议他们要正规治疗，待转阴后，方可试孕。他们则认为自己目前身体没有什么不适，认为支原体、衣原体感染不会影响要孩子。

有关研究表明,母亲感染沙眼衣原体可能会导致早产、胎膜早破和低出生体重儿,此外,新生儿结膜炎也与此有关。孕妇泌尿生殖道支原体感染可引起早产、低出生体重儿、子宫内膜炎等。由此可见支原体、衣原体感染对优生还是有不良影响的。目前,已经把孕前衣原体、支原体检查列为优生检查的重要项目之一。

当然,正常人体内可能也会有支原体存在,如果没有任何症状,或者没有阴道炎等疾病,如果计划怀孕,我们的观点是最好治愈后再怀孕,特别是配偶也有支原体感染者。

妇科检查是否真的可怕呢

对于大多数女性而言,做妇科检查无疑是充满了惊惧和迷惑。究其因,除了因为做妇科检查要暴露隐私部位接受医生的检查,以及回答一些令人尴尬的问题外,更因为有些人担心这种检查会伤害自己。那么妇科检查到底查些什么,它是否真的很可怕呢?

其实妇科检查很简单,首先医生看外阴有无肿瘤、炎症、尖锐湿疣之类。其次,是阴道检查,看看有无阴道畸形、阴道炎症、白带异常。宫颈检查要看一看有没有宫颈炎症、宫颈糜烂等。为了防止肿瘤,还要做个宫颈液基细胞检查(TCT),也就是防癌检查,如果有问题,通过这种方法几乎90%都能查出来。此外,妇科检查还包括触摸检查子宫的大小、形态以及子宫的位置是否正常。有的女性是子宫后位,来月经时常常会有腰骶部疼痛的感觉,发生子宫脱垂的概率也很大,像这种情况在妇科检查时医生就会帮助给予纠正。别的像卵巢肿瘤、子宫内膜异位、子宫肌瘤、粘连等疾病通过妇科检查都能查得出来。这一系列的检查都是常规检查,没有什么痛苦,也不会对女性身体造成伤害。

什么是优生四项检查

我们所说的优生四项检查包括弓形虫(TO)、风疹病毒(R)、巨细胞病毒(C)、单纯疱疹病毒(H)(Ⅰ型、Ⅱ型),俗称 TORCH,这几种病毒临床又分为 IG-G、IG-M,前者阳性表示既往感染过,不需要治疗;后者阳性表示目前正在感染,需要治疗。优生四项感染与优生优育有着极为密切的关系。孕妇感染上述病毒后,自身症状不明显,或无任何症状,但这些病毒会通过胎盘垂直传播胎儿,可能会导致胚胎停育、流产、死胎、早产、胎儿的先天畸形等,甚至影响到婴儿出生后的智力,造成终生残疾。

哪些人需要进行遗传咨询

遗传病是因遗传基因或遗传物质的改变导致的疾病。通常有四个特点:遗传性、家族性、先天性、终生性。所以,有遗传病倾向的人孕育宝宝时要进行遗传咨询,哪些人要进行遗传咨询呢?

●女方年龄在 35 岁以上者,卵巢功能下降,进而影响到卵子质量,容易发生染色体突变,生先天性畸形、唐氏综合征的概率就大。

●以前生育过无脑儿、脊柱裂等畸形患儿的女性,再次生育畸形宝宝的机会比没生育过畸形宝宝的概率高很多。

●复发性自然流产、多次生化妊娠的女性,有一部分是因为一方染色体异常所导致,这类情况的患者要进行孕前及孕后的相关检查,避免类似情况发生。

●双方近亲中生育过唐氏综合征、神经管畸形的宝宝。

●孕早期曾服用过致畸药物或接受过放射性诊断、治疗的女性。上述可能生育遗传疾病的准父母要向相关的遗传学专家咨询,了解生育畸形宝宝的概率,及如何预防生育畸形宝宝的方法。

哪些遗传性疾病禁忌生育

(1)严重的显性遗传性疾病:视网膜母细胞瘤、软骨发育不全、强直性肌营养不良等。

(2)严重的隐性遗传性疾病:先天性全色盲、肝豆状核变性等。双方如果一方有隐性遗传性疾病,所生后代可以不发病,但会成为携带者。如果双方均患有同样的隐性遗传病,后代就会和父母患上同样的疾病。

（3）严重的多基因遗传性疾病：狂躁症、抑郁症、原发性癫痫、精神分裂症等。这种疾病种类很多，遗传和环境与它的发生有很大的关系，所以最好不要生育。这就是所谓的"种瓜得瓜，种豆得豆"。

遗传性疾病和先天性疾病是一回事吗

不是一回事，这是两个完全不同的概念。

遗传病是指父母亲的精子或卵子发育异常，从而导致胎儿发生器质性或功能性的异常。这种病可以出生后就表现出来，也可以出生后长到一定年龄时才表现出来。如精神病是可以遗传的，多数到青春期才开始发病。

先天性疾病是胎儿期得的，也就是胎儿在子宫内的发育过程中，受到外界或内在不良因素作用，致使胎儿发育异常，出生时已经有表现或有迹象的疾病。如风疹病毒感染引起的畸形、先天性髋关节脱位等。

所以说，二者是完全不同的。先天性疾病是生下来就有，但并非都与遗传有关，且多数可以通过孕期保健来避免。而遗传性疾病多不能治愈，常是终生存在，只能通过产前检查，及时终止妊娠来避免。

如何预防遗传性疾病的发生

遗传性疾病多数无法治疗，采取的重要措施就是预防遗传病的发生。主要是采取人为的方法杜绝或降低遗传性疾病的发生和传播。具体如下：

（1）避免近亲结婚：研究表明近亲婚配所生的子女智力比非近亲子女差得很多，且发病率很高，遗传性疾病的发生率也高。

（2）避免高龄生育：生育年龄超过 35 岁，卵子老化，染色体易发生突变，易受外界不良因素的影响，生先天畸形或先天愚型儿的概率就高。

（3）做好遗传咨询：包括婚前咨询、生育咨询、一般咨询等。

（4）及时终止妊娠：如果已怀孕，经检查发现有严重疾病时，尽快终止妊娠。

什么是染色体病

> 刘某，男，24岁。2013年因"未避孕未育2年"为主诉就诊。查女方卵泡发育及输卵管正常，男方行精液分析提示无精症。给予男科检查：双侧睾丸小，余检查均正常。后进一步检查染色体：47，XXY。这下知道了刘某夫妇多年不孕的原因了。男方可确诊为先天性睾丸发育不全综合征。这种患者有精子的可能性极小，他们想要孩子只能通过其他途径了。那么什么是染色体病呢？

由于染色体数目和结构异常所引起的疾病称染色体疾病。已知染色体病有300多种，多数有生长发育迟缓、智力低下、畸形、性发育障碍等多种发育缺陷。常见的染色体病有：

X连锁遗传病。已经发现有70多种。临床常见的有血友病A、血友病B、假性肥大型肌营养不良症、红绿色盲症。X连锁隐性遗传病是女性携带者本身无症状或者很轻，男性携带者一定发病。若女性携带者与正常男性结婚，所生男孩一半发病，一半正常，所生女孩表现则全部正常，所以产前诊断应留女胎弃男胎。若男性X连锁遗传病患者和正常女性结婚，男孩不会发病，但女性都是杂合子。如果父亲是X连锁显性遗传病患者，母亲正常，女孩都会发病，故产前诊断应留男弃女胎。

父母之一为平衡易位染色体的携带者，子女中有1/4将流产，1/4可能是易位型先天愚型，1/4可能是平衡位染色体的携带者，只有1/4可能出生正常的孩子。如果通过染色体检查，发现夫妻中有一方是平衡易位染色体的携带者，则应考虑不再生育或者在怀孕后进行产前诊断，从而防止患儿的出生。

已生过一个常染色体隐性代谢病患儿，如白化病、先天性聋哑、侏儒、苯丙酮尿症等，再次生育时孩子的发病率为 25％。

孕妇为严重的连锁疾病（如血友病）患者时，男性胎儿全是患儿，女性为带病基因的携带者。

什么是近亲结婚？ 为什么禁止近亲结婚

我们每个人的基因，一半来自父亲，一半来自母亲，而血亲分为直系血亲、旁系血亲。直系血亲：亲生父母、祖父母、外祖父母等长辈，亲生子女、孙子女、外孙子女等晚辈。旁系血亲：除直系血亲外，在三代以内有共同祖先的亲属，包括表兄弟姐妹、侄子、外甥、舅舅等。某些遗传性疾病发生是隐性的，近亲结婚加大了遗传性疾病的发生，进而影响优生优育。而有遗传性疾病的宝宝无论给国家还是个人都带来很多负担，甚至会导致家庭的破裂，进而不利于社会的和谐，所以我国法律明确规定禁止近亲结婚。

哪些女性应做孕前、孕期咨询和疾病评估

（1）高血压患者：没有明显血管病变的早期高血压女性，只要在孕期做到认真检查监护，一般都能生出聪明健康的孩子。

（2）心脏病患者：女性怀孕后要向子宫输送大量血液，而机体本身耗氧量增多，这些都会增加心脏负担。临产分娩时及产后几天内，心脏负担则更为严重，很容易发生心力衰竭。此外心脏病还是妊娠中毒症的起因。

（3）尖锐湿疣的患者：尖锐湿疣是感染了人乳头状病毒（HPV），多发于女性的大小阴唇、肛门、会阴部，严重可蔓延至阴道、宫颈、尿道。其主要是通过性传播。这类患者怀孕后，病毒会上行感染至胎儿，引起死胎、畸形，分娩时如果新生儿感染了 HPV 则会发生喉乳头瘤，所以患有尖锐湿疣的女性，应治愈后再怀孕。

经常喝咖啡和可乐影响怀孕吗

李伟是一名 IT 工作者,每天都要工作到很晚,还经常喝咖啡和可乐来提神。最近因为想要孩子,来医院查精液分析:A 级 6%,B 级 7%,医生告诉他以后禁止喝咖啡、可乐等刺激性饮料,否则很难有自己的孩子的。李伟很震惊,经常喝咖啡和可乐影响要孩子吗?

有专家研究认为:男性饮用碳酸性饮料,会直接杀伤精子,进而影响男性的生育能力,医学专家也规劝备孕女性应少饮或不饮用可乐型饮料,多数可乐型饮料都含有较高成分的咖啡因。咖啡因作为一种能够影响到女性生理变化的物质可以在一定程度上改变女性体内雌激素、孕激素的比例,并且很容易通过胎盘进而被胎儿吸收,影响胎儿的中枢神经系统的发育,影响胎儿的智力发育,同样会造成胎儿畸形或先天性疾病。有研究表明:经常喝咖啡的女性怀孕概率比不喝咖啡的女性低了一半。

孕前应补充叶酸吗? 补充多久

叶酸是人体必需的维生素,是一种水溶性 B 族维生素,是蛋白质、DNA、血红蛋白等重要生命物质合成的必需因子,因最初从菠菜叶中提取,故称为叶酸。叶酸对早期胎儿神经系统发育发挥着很重要的作用,如在妊娠早期缺乏叶酸,则会影响胚胎的神经管发育进而导致无脑儿、脊柱裂等先天畸形。研究表明:要改善体内缺乏叶酸的状态,至少需要 4 周左右的时间,所以要孕前和孕后 3 个月内服用叶酸。食补也是不错的选择。菠菜、生菜、豆类、麸皮面包、橙子、香蕉都含有丰富的叶酸,但补充叶酸食补不如药补,可服用斯利安,每日 1 片,1 次 0.4 毫克即能保证孕期所需。

备孕爸爸们为什么也要补充叶酸呢

陈京和老婆准备要孩子了,老婆非要让他也补充叶酸,他很迷茫,叶酸不都是女性孕前补充的吗?男性也要补充吗?其实陈京这种想法是错误的。

现代社会生活压力、工作压力大,多数男性饮食、作息都不规律,吸烟、喝酒、熬夜等现象很常见。不科学的生活习惯会导致体内叶酸缺乏,进而导致男性精液质量差,活力低。而叶酸是提高精子质量的重要物质,叶酸在人体内能与其他物质合成叶酸盐,如果男性体内缺乏叶酸盐,会加大宝宝染色体缺陷的概率。所以为了孕育一个健康聪明的宝宝,男性也应提前补充叶酸。

孕前女性要补充维生素吗

维生素是人体生长发育所需要的,同样也是生殖功能正常所需要的。人体缺乏维生素时,会导致不孕,怀孕后会导致流产、死胎、胎儿畸形,甚至影响子宫收缩导致难产。所以备孕的准爸爸妈妈应及时补充维生素,多进食牛奶、肝、蔬菜、肉类、水果等食物。

孕前女性要补充锌吗

锌是人体内一系列生物化学反应所必需的多种酶的重要组成成分,锌缺乏会减少对营养物质的摄入,进而影响身体发育,使得身材矮小,导致女性月经不调,男性无精与少精。缺锌对孕期女性也有很大影响,会导致胎儿发育迟缓,甚至出现胎儿畸形,所以备孕女性应及时补充锌。食物中鱼类、大白菜、小米、猪肉、牛肉、牡蛎、花生酱、面粉等均含有丰富的锌。

女性为什么要补铁

铁是血红蛋白的主要成分,缺铁就会导致贫血。铁在体内可贮存 4 个月之久,所以补铁应该在孕前 3 个月左右。怀孕以后随着胎儿迅速成长,每天都要吸收 5 毫克的铁质,使母体血液中的铁质减少而容易发生贫血。孕妇贫血会影响到胎儿营养的吸收,影响胎儿生长发育,加上生产时大量失血,致使产后母体恢复较慢。日常生活中,猪血、猪肝、鸡蛋、牛奶、大豆、海带、香菇等食物均含有铁,另外炒菜也可以用铁锅。

孕前补钙重要吗

钙是骨骼和牙齿的重要组成部分,在胎儿发育过程中扮演着重要角色,而且孕期需求量是平时的 2 倍。单靠临时的补充是不能满足的,且钙在体内贮藏时间长,这就决定了补钙要提前下手。如果孕前钙缺少,胎儿发生佝偻病的概率就很大,孕妇因失钙会发生腰酸腿抽筋等症状。含钙丰富的食物有鱼类、乳制品、豆制品、海带、虾皮等。

白领为什么容易不孕

黄莉,女,29 岁,是某外企职业经理,已结婚 5 年,因结婚后的 3 年里,黄莉与老公商量先干事业后要孩子,所以拼命工作。现在事业顺利,经济基础好,可近 2 年想要孩子的他们怎么也怀不上了。她与老公一起来到我们生殖中心进行检查,双方检查都没有大问题,医生只告诉他们说是他们的职业可能影响到怀孕。黄莉夫妇异口同声地问医生:我们是白领,不接触什么放射性东西,怎么会影响我们要孩子呢?

　　白领们快节奏的生活工作方式,日积月累会给健康带来很多坏处。很多白领每天来不及在家吃营养早餐,经常吃路边摊,如果时间久了,无法给身体足够的营养,食品卫生方面也有隐患。而且长久地坐着工作,导致内脏脂肪堆积,这样会增加脂肪肝、糖尿病、心脏病发生率。此外久坐不动,还会使肛门肌肉弹性下降,直肠黏膜下垂,导致痔疮的生成或使痔疮加重。这些不良的生活方式、工作习惯使白领们处于亚健康状态,可导致月经不调甚至闭经,从而引起不孕。

职场女性健康如何从小做起

　　在公交车上可以锻炼腹肌,经常做收腹运动,要注意健康饮食,多食鱼、奶、蛋等食物。每日 1 袋牛奶,每日进食 3 种高蛋白质食物(瘦肉、鸡蛋等),多食新鲜蔬菜及水果。此外,还应避免电脑旁久坐,保证每天 8 杯水,防止脸部因水分流失过多而干燥。适当喝绿茶,可减轻放射线对眼睛和肌肤的伤害。

爱美女性如何安全度过孕期

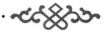

　　袁某,28 岁,某美容院职员,因工作关系袁某每天都要化妆,爱美的她,即使周末休息,下楼梯扔垃圾都要化淡妆才肯出门。可最近半年袁某夫妇想要个马年宝贝,医生告诉她想要个健康宝宝,爱美的她要远离化妆品了。她很是疑惑,怀孕和化妆有关系吗?关系大吗?

　　很多女性经常化妆、美甲、染发、烫发、穿紧身裤等,这些对不准备怀孕的女性来说似乎不是什么大问题。但对于孕妇而言,这些爱美的举措可是百害而无一利的。

　　首先某些化妆品尤其是所谓的美白产品,都是含铅比较多的,如果女性体内含铅量多,造成出生后的宝宝患有多动症、智力低下、贫血的概率是很大的。其次烫发、染发也不宜,市面很多烫发染发产品含有大量的苯二胺,该物质对人体的造血功能有很大的影响,使人出现再生障碍性贫血。这些有毒物质可能经皮肤进入血液循环,进而影响卵子质量,甚至导致胎儿畸形。再则长期穿紧身衣裤,使身体活动受限,一定程度上阻碍了腹部血液循环和内脏供氧,导致子宫、卵巢受到损伤,引起月经不调、胃肠功能紊乱、易疲劳等症状。

所以,准备怀孕的女性为了胎儿的健康最好少用含铅化妆品,做到皮肤的基本清洁即可。孕前3个月至分娩都不能染发、烫发,要穿宽松的纯棉衣裤。

为什么不宜搬进刚装修的房子

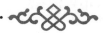

霍辉夫妇结婚后不久就搬进了刚装修1个月的婚房里,在享受新婚甜蜜、浪漫的二人世界的同时,霍辉老婆小兰怀孕了,这可把小兰的婆婆高兴坏了。她每天跑前跑后的,可不到2个月,小兰就出现阴道流血,腹痛,彩色B超一检查,一家人顿时都惊呆了,胚胎停止发育了,而医生告诉她们说:很可能和家庭装修污染有关。

家庭装修污染影响优生已被大家所公认。装修家具和材料中的有害物质主要有两大类:一是有涂料、家具释放出来的甲醛、苯、氨气所致的化学污染;二是由装修材料中的石材、陶瓷与其他土壤制品的放射以及电磁辐射等造成的物理因素的污染,如大理石。这些污染对娇嫩的胚胎组织有着致命的伤害,可致胚胎停育甚至流产。研究表明,新装修家庭的夫妇不孕不育率高,婴儿致畸率高,近年来,儿童白血病、畸形儿的发病率呈直线上升趋势,并且此类报道已屡见不鲜,所以远离新装修的房间及有污染的环境有利于优生。

为什么要远离有辐射性的物品

生活中很多家居用品也会产生辐射,您知道吗?电脑、冰箱、电视机、微波炉等,只要电器处于使用状态,它的周围就有电磁场或电磁辐射。长期受电磁场或电磁辐射的影响会使女性神经系统和体液调节功能发生紊乱,进而出现乏力、失眠等症状。对于职场女性,长时间面对电脑,大量接触电子仪器,可能会对胎儿产生一定的不良影响。所以,专家建议:防辐射措施越早越好。每天使用电脑的时间最好不要超过 4 小时,用完电器后一定要记得随手关上电源。同时,要注意劳逸结合,加强户外锻炼。

生活中的空气污染为什么不可忽视

随着人们生活水平的不断提高,越来越多的机动车出现在我们的视野,而它们所造成的空气污染已经成为一种社会公害。汽车排放的尾气、一些生活垃圾所散发的有害气体也会给孕妇们带来不小的伤害。尤其是目前影响我们的雾霾天气,有医学专家指出:长期处在雾霾天气中,女性、男性的生殖能力会下降。可见保护环境、绿色出行无论对身体健康还是对下一代的健康都是非常重要的。

孕前为什么要远离猫、狗等宠物

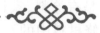

张某,女,28 岁。夫妇双方就计划怀孕前是否能养猫没有达成共识而闹起了小别扭,女方从小家中就养小猫,和这些小动物建立起了深厚的感情,结婚后,就在新家中养起了小猫。这时,张某老公就反对她的这个爱猫行动,说怀孕前是不能养宠物的,以免传染上什么病毒之类的疾病。可是张某就说,从小家中就养小猫,也没见得过什么病啊?为此,他们来到医院咨询,等医生给他们夫妇解释完,张某很快接受了老公的建议。

我们都知道优生四项中的弓形虫对早期的胚胎发育有着致命性的伤害。弓形虫病是由弓形虫原虫所引起的一种人畜共患的寄生虫病，而猫、狗身上极易寄生弓形虫。如果孕妇在孕期感染了弓形虫这种微生物，有可能通过胎盘感染到胎儿，导致流产、死产、胎儿畸形等，如白内障、脑内钙化、肝脾大、脑积水等，所以准备怀孕的女性要远离猫、狗等宠物。同时，孕前应进行优生四项的检查。

什么时间是受孕的最佳季节

夏末和秋初是受孕的最佳季节，因为此时气候温和适宜，也很少有呼吸道传染病和风疹病毒的感染。此外，该季节又是瓜果和蔬菜的时令季节，天气较好，人们摄取的营养充足，不易感冒。而炎热的夏季，温度过高，影响孕妇的食欲、休息，可能会影响到胚胎发育。冬春季节是流行性感冒的高发季节，加之孕妇常居屋内，缺少新鲜空气的吸入，增加了孕妇感染的机会，所以冬、春季节不宜怀孕。

怀孕的最佳年龄是多大

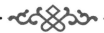

杨女士，今年 31 岁，名牌大学博士毕业，老公是硕士同学，感情一直稳定，因为工作压力大，一直推迟生育。近几个月，月经周期延长了，经量也变少了，到医院就诊，发现雌激素、孕激素失常，卵泡发育不良，大夫告知年龄增大、精神压力大导致了这种情况的出现。忠告她要及时怀孕生子，否则以后生育能力越来越小。杨女士很受震动，调换了清闲的工作，积极在家备孕。

随着女性受教育年限的延长，工作竞争压力的增大，越来越多的女性虽然先成家，却推迟了生育年龄，想事业稳定后再生子。殊不知，随着年龄的增长，最佳的生育时期也悄悄错过。

公认的女性最佳怀孕年龄是 23～30 岁。因为这个年龄段身体的发育已经完全成熟，卵巢功能旺盛，卵子质量较好，而此阶段女性精力充沛，生活经验丰富，也有一定的经济基础，可以达到妊娠、分娩、哺乳的生理和心理要求，为孕育一个宝宝打造好了一个身体和物质均齐全的基础。如果过早地生育孩子，对母亲和胎儿的发育都不利。年轻父母还未较成熟地适应社会，还没有完成做爸妈的角色的转换，势必给小家庭带来很多不必要的麻烦和心理负担。而女性年龄过大，超过 30 岁，卵巢功能下降，卵子质量较差，生育畸形儿的概率就高，难产机会增加，新生儿发生窒息、损伤和死亡的机会也会加大。

如何选择最佳受孕环境

众所周知，安静、舒适、轻松的环境有利于夫妻双方享受性爱。那么什么样的环境不利于受孕呢？天气阴冷、电闪雷鸣的环境，或者男女心情不佳，新婚当月、蜜月途中等均不利于受孕。所以，最好的受孕时机是夜深人静、居室清洁、心境恬淡、恩爱缠绵之时。

如何推算排卵期

小张在排卵期试孕 1 年了，还没能如愿怀孕，感到非常郁闷。她告诉我，每次都是在月经周期的 14 天左右算作排卵期，医生问她：月经周期是多少天？她说 38～40 天。这下医生知道她为什么没能试孕成功了。那么如何推算准确的排卵期呢？

如何推算排卵期对受孕或是避孕都是十分重要的。我们都知道，卵子的寿命是 12～36 小时，最佳受孕时间是 24 小时，精子的寿命是 2～3 天，在每个月经周期中，能妊娠的时间仅是 4～5 天，即排卵的前 3 天和排卵后的 1 天。对于月经周期规律的女性，排卵通常发生在下次月经来潮前的 14 天左右。

预测排卵期的方法有哪些

(1)测量基础体温预测排卵期:我们可以通过测量基础体温来推断排卵期。基础体温,顾名思义是静息体温,是指经过6～8小时的睡眠后,体温尚未受到运动、饮食或情绪变化影响时所测出的体温。对于有规律排卵的女性,一般排卵后体温会较排卵前升高0.3～0.5℃,可以通过测基础体温来了解排卵期。

如何测基础体温呢?每天睡觉前将体温计甩到35℃以下,第二天早晨醒来,不做任何动作,直接把体温计放入舌下来测量,所得值为基础体温。这种测量方法至少连续测量3个月以上,把一个月经周期的基础体温画出并连接成曲线图,如果出现双向体温可提示有排卵,一般排卵后会平均升高0.5℃,排卵前称为低温期,排卵后称为高温期。

(2)通过宫颈黏液预测排卵期:女性排卵期时的宫颈黏液透明、富有弹性和润滑感,像鸡蛋清样。

(3)超声与排卵:备孕女性可于月经周期第10天左右通过彩色B超了解卵泡发育,待卵泡发育18～20毫米,可视为成熟卵泡,当日可同房试孕。超声严格来说,更能确定排卵日,相对准确。

如何推算预产期

算预产期是预测胎儿降临的时间,是做好孕期各个阶段的关键。通常是以末次月经来潮第一天算起,月份减3或加9,日数加7,阴历加15。如:末次月经是2013年10月2日,那么她的预产期是2014年7月9日。当然预产期的预测是在月经周期正常的情况下计算的。如果月经周期不规律,周期为40天,那么预产期则应往后延长。

迎接受孕应做好哪些心理准备

　　我们曾经遇到过这样一对夫妇,在刚知道怀孕的 1 个月内,因害怕孩子发育不良或畸形等,女方患上了轻度的焦虑症,以致每天在家胡思乱想而不能正常生活。那么对年轻夫妇来说,应做好哪些心理准备来迎接新生命呢?

　　心理准备主要是调整心理、精神状态,准备迎接小生命的诞生。因为小生命的来临意味着目前生活方式有所改变,二人世界将变成三口之家。在带来喜悦的同时也会增加很多负担,在宝宝的喂养、教育、健康和安全方面都需要付出很多心血。此外,小宝宝一定程度上占据夫妻各自在对方心中的情感空间。这种心理空间的变化往往在年轻夫妇身上体现明显。所以,孕前良好的心理准备对渴望有小宝宝的夫妇来说至关重要。应以平和、自然、轻松的心态来迎接怀孕和分娩的到来。

备孕夫妇也应消除不必要的担心

　　年轻女性对怀孕及分娩感到不安和恐惧,一是怕怀孕后影响自己优美的体形;二是怕痛、怕难产、怕手术;三是怕自己没经验带好孩子。其实,这些担心是完全没有必要的。所以,学习一些关于妊娠、分娩和胎儿在子宫内的生长发育的孕产知识,以愉快、积极的态度对待孕期所发生的变化,虽然身体将发生很大的变化,精神上和体力上也会有很大的消耗,但心中充满了幸福、信心和自豪,因此孕妇要用积极的态度去战胜困难,排除烦恼,让这个幼小的新生命在身体里健康成长。

良好的情绪有利于优生吗

　　近年来,产前出现精神问题、心理问题的女性正呈上升趋势,严重者可致产前抑郁症。所以,备孕女性无论身体上还是心理上都应有一个良好健康的状态。女性在面对工作紧张、人际关系紧张、婚姻出现问题这些情况时,情绪更容易波动,更焦虑不安。这些不良情绪可能导致内分泌紊乱,进而影响卵巢排卵,所以不稳定的孕前情绪是优生的大敌。其实,控制好情绪,做到自我保养也不难。这个时候可以做一些让自己开心、高兴的事情,如听听音乐、养花、养鱼,还可以做健美操、跑步、跳舞等运动,这不仅能舒缓心中的压力和不满情绪,一定程度上还可以增强体力和造血功能。所以,为了下一代的身心健康,孕妇养成良好的生活习惯,保持良好的情绪。

母亲体重也影响优生吗

　　母亲体重过轻或过重都会影响优生。体重过轻或过重导致整个身体处于亚健康状态,营养不良或过剩,进而影响到内分泌功能。世界卫生组织公布的女性标准体重计算公式为:体重指数(BMI)＝体重(千克)/身高(米)的平方。如果 BMI＜18.5 为消瘦;BMI 在 18.5～24.9 为正常,为标准体重;BMI≥25 为超重。

减肥过度为什么是不孕的新杀手

　　琳琳服用某减肥药 1 年了,原来 60 千克的体重减到了 40 多千克,可体重是减了,新的烦恼也来了,她连着好几个月都没有来月经。刚开始还以为是自己怀孕了,可到医院去检查,却根本没有"喜",她这才着急了。在医院做了一系列的详细检查后,专家告诉她,这是她乱吃减肥药和过度节食引发的闭经。如果再继续服用减肥药的话,可能导致不孕。

爱美是女人的天性,体重过轻可导致代谢和内分泌紊乱。过度节食是造成这种状况最常见的原因,医学上称为神经性厌食症。体重下降造成闭经较为迅速,而体重即使恢复了,内分泌功能也不会很快恢复,而且体重上升也不是一朝一夕可以完成的,所以这类患者可能会在较长时间内处于低雌激素状态。雌激素长期缺乏会带来诸如内外生殖器官和乳房的萎缩以及骨质疏松等状况。所以,提醒爱美女性,爱美有风险,减肥需适度。

孕前如何选择有效的避孕措施

日常生活中常见的避孕方法有避孕套、放置宫内节育器、口服避孕药、体外射精等。

(1)避孕套:是一种安全、有效的避孕工具,患有肝炎、滴虫、念珠菌性阴道炎等传染性生殖疾病的女性可选择避孕套来避孕,它还能有效地降低性传播性疾病,如艾滋病、梅毒等。它的适用范围广,除了对橡胶过敏的人不能使用外,其他育龄女性均可使用。

(2)宫内节育器:它放置子宫腔内,就能长期有效地避孕,避孕成功率在90%以上。目前全世界已有数十种类型和形状的宫内节育器。它的优点是放置方便,痛苦小,放置后避孕效果好。但有些人因放置避孕环后出现腰痛、月经量多、经期延长等不适。

(3)避孕药:避孕药分短效和长效两种,短效口服避孕药,激素剂量很小,只要从月经周期第5天开始按时服用,连续服用21天,避孕成功率也可以达到99%,此类避孕药也可以治疗痛经、月经量多、月经不规律、功能失调性子宫出血(简称功血)等妇科病。但如果服药期间漏服,则避孕效果就大大降低,还会出现阴道不规则出血,导致月经周期紊乱。长效口服避孕药是通过药物储存在身体的脂肪组织内慢慢释放而达到长效作用。常用的有三合一片和复方炔诺孕酮片。第1个月服用2片,即月经第5天和第10天各服1片,第2个月起按第1片服药时间每月服1片即可。此类药物可致恶心、反胃等胃肠道反应,避孕率达到98%。

(4)体外射精法:指当男方快要进入性高潮即将射精的一瞬间中

断性交,迅速抽出阴茎,将精液排在女方阴道外,以达到避孕的目的。此避孕方法失败率高,不建议使用。

什么时间解除避孕最合适

放置宫内节育器的女性,应在取出节育器6个月后再受孕,以彻底地调整子宫内环境,让子宫内环境恢复到自然状态。口服避孕药的女性,如果计划怀孕,要提前6个月停服,因为口服避孕药抑制了卵巢的内分泌功能,子宫内膜也相对薄弱,子宫内环境也较差,不利于胚胎的着床。所以,至少应提前6个月停药,以代谢体内残留的药物,恢复卵巢功能和子宫内环境。

人工流产和药物流产的区别是什么? 哪个对人体的伤害最大

人工流产是避孕失败后的一种补救措施,是指妊娠14周以内,因意外妊娠、优生或疾病等原因而采用手术方法终止妊娠,包括负压吸引术和钳刮术。药物流产是用药物而非手术终止早孕的一种避孕失败补救措施。常用流产药物:米非司酮配伍米索前列醇,终止早孕完全流产率达90%以上,适应妊娠不超过49日者且为宫内孕。人工流产虽然是小手术,但由于吸宫或刮宫一定程度上会损伤子宫内膜,若在个体小诊所,消毒不严,技术不过关,极易导致吸宫不全、子宫发炎、子宫穿孔等后遗症,严重者会导致终生不孕。所以,人工流产对人体伤害最大,不宜多做。

人工流产手术后多长时间可以再次受孕

一般来说,人工流产后至少6～12个月再怀孕为好。一方面,因为在人工流产手术过程中,都要吸宫或刮宫,以便将宫腔内胚胎组织清除干净。术后都要有一个恢复过程,这样机体或生殖器官都得到充分的休息、调养,对再次优生、优育都是有益而无害的。另一方面,如果怀孕过早的话,往往因体力不足、身体条件欠佳、营养不良致使胎儿发育不良,造成自然流产。所以,如果想再次要一个聪明健康的孩子,流产后应科学避孕,找最佳时间怀孕。

流产前后有哪些注意事项

无论人工流产还是药物流产都有一些禁忌证:流产前1周不能有性生活,彩色B超提示宫内孕,排除念珠菌阴道炎、滴虫阴道炎等,体温不能超过37.5℃。流产后,应卧床休息7天左右,最好不要从事重体力活动、涉冷水,少吃辛辣、油腻制品,可以选择鱼、鸡蛋、动物肝脏、牛奶、大枣、新鲜蔬菜等营养物品。术后禁盆浴及性生活1个月,其后坚持做好避孕6～12个月,密切关注阴道流血情况,如阴道流血超过1周以上,应及时复查彩色B超排除流产不全、宫腔感染等情况。更要特别注意保持外阴清洁卫生,内裤要勤洗勤换,以免引起感染。

无痛人流知多少

无痛人工流产手术是在安静入睡、无疼痛、麻醉状态下终止妊娠的手术,同样是避孕失败后的一种补救措施。此类手术避免了人工流产时患者对疼痛的恐惧感、紧张情绪,消除了人工流产的弊端。无痛人工流产因为避免疼痛,减少对迷走神经的过度刺激,可以减少人工流产综合征的发生,日益成为广大妇女终止妊娠的一种方法。但无论何种人工流产手段,对女性身体和心理都是一种伤害,所以育龄期妇女为了自己做好避孕措施必不可少。

你知道几种测早孕方法

日常生活中,女性测试早期怀孕的方法有尿绒毛膜促性腺激素(HCG)、血HCG、彩色B超三种方法。下面我们来详细了解这三种测早孕的方法,HCG是一种糖蛋白激素,具有抗原性,由胎盘合体滋养细胞产生。尿HCG:利用孕妇尿液中含有绒毛膜促性腺激素的生物学特点,检测受检者体内有HCG的方法,可协助诊断早期妊娠,一般于受精后 10～14 天可于晨尿中检出,如出现阳性,即提示早孕。血 HCG:在受精后第 7 天左右便出现在母体血液中,以后逐渐增多,一般通过化验检查即可确诊。

卵子和精子是怎么产生的

卵子是由卵巢生卵上皮的原始卵母细胞发育成熟而成。胎儿卵巢内原始卵泡多达 200 万个。大部分原始卵泡在出生后都退化,到青春期只剩下约 3 万个或者更少。成熟女性每个规律的月经周期都会有一个成熟卵泡排出,直到绝经期,一个女性一生约排出 400 个卵子,最多不会超过 500 个。精子在睾丸里产生,发育、成熟和贮藏精子的地方叫附睾,由睾丸产生的精子通常在附睾中停留 5～25 天,才逐渐成熟并有受精能力。成年人睾丸重 10～20 克,而平均每克睾丸组织每天产生大约 100 万个精子。男性到 40 岁以后,生精能力逐渐减弱,但有个别 60～70 岁更有甚者 90 岁的老人还具有生精能力。男性排 1 次精液,里面有成千上万甚至几亿个精子,而这些精子经过"层层选拔",最后只有一个优秀精子与卵子结合,成为受精卵,所以一个新生命的诞生是多么的不容易!

王子与公主如何相遇呢

精子和卵子结合形成受精卵。受精卵在子宫内膜着床后,慢慢发育直至生长发育成胎儿。那么精子和卵子是如何结合的呢? 精液进入阴道内,精子离开精液经宫颈管进入子宫腔,这个过程精子会有一个获能过程,获能后精子才具有受精能力。卵子从卵巢排出后进入腹腔,经输卵管伞端的"拾卵"作用,进入输卵管壶腹部与峡部连接处等待受精。当精子头部与卵子表面接触时便开始了受精过程,神奇的小生命就诞生了。

通过 HCG 来判断胚胎发育正常与否

HCG 由胎盘合体滋养层细胞分泌,在受精后第 7 天左右便出现在母血中,以后逐渐增多,在受精后 10 天左右可检测出。至妊娠 8～10 周血清浓度达高峰,持续 1～2 周后迅速下降,近 20 周时降至最低点,持续至分娩。孕激素妊娠早期由卵巢妊娠黄体产生,妊娠 8～10 周由胎盘合体滋养层细胞产生,随胎盘的增大母血中孕酮值逐渐增高,至孕末期可达 180～300 纳摩/升。正常宫内孕基础值 48 小时再次测定,血 HCG 升高幅度可大于 66％,多次测 HCG,如升高幅度小,则提升胚胎发育欠佳,β－HCG＞2 000 单位/升,彩色 B 超可见胎囊。

什么是先兆流产？ 有先兆流产的迹象一定要保胎吗

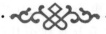

　　尹某,女,33 岁,以"停经 42 天,阴道间断出现少量褐色分泌物 2 天"为主诉就诊,查彩色 B 超提示:宫内早孕。医生告诉她这是先兆流产的迹象,她听后忙说:大夫,我这没出血,怎么会是先兆流产呢？那尹某的这种情况到底能不能定义为"先兆流产"？

先兆流产顾名思义是指仅有流产的先兆,症状为阴道少量血性或褐色分泌物,或阴道少量出血,伴有轻微的小腹部胀痛、腰酸等。那么有了这些流产征兆一定要保胎吗？答案是否定的。如经检查子宫大小与停经天数相符,宫口未开,超声波检查有胎心搏动,则可进行保胎安全度过早孕阶段。如果发现已无胎心搏动,宫口已开,那么这个时候应该堕胎益母,其实对于有先兆流产的女性,也有些是因为胚胎发育不良,这可能和夫妻的精子或卵子有缺陷有关,也可能和某一方染色体异常有关,这些发育不正常的胚胎多数会早期死亡导致流产,这也是自然界一个普遍现象——"优胜劣汰"。所以,出现先兆流产后盲目地保胎是不可取的。

中医的胎动不安、胎漏、滑胎是什么意思

当妊娠期间出现少量阴道流血或下腹痛、腰痛等先兆流产症状，中医称为"胎漏"或"胎动不安"。连续发生3次或3次以上自然流产者，中医称为"数堕胎""滑胎"。近年来欧美国家许多文献主张把连续自然流产2次或以上者称为"复发性流产"。

自然流产的原因有哪些

主要因素有解剖（子宫发育畸形）、内分泌（甲状腺疾病、糖尿病）、遗传等因素，还有感染因素（子宫内膜炎）、免疫学因素、男性因素（精子畸形率高、活动力差）、不良生活习惯（吸烟、酗酒、吸毒）、合并内科疾患、损伤，还有一些是原因不明的自然流产。中医则认为肾虚、血热、气血虚弱、血瘀等四个方面会导致自然流产。

什么是"胚胎停止发育"

玲玲刚结婚几个月，就发现自己怀孕了，本是一件全家都高兴的事情，但是当怀孕90多天在当地医院复查超声时，结果显示为宫腔内空孕囊，未看到胚芽及胎心搏动。医生告诉玲玲这叫作"胚胎停止发育"，不仅无法继续孕育小宝宝，而且需要进行清宫手术治疗。原本一直兴高采烈的玲玲眼泪夺眶而出，心中充满疑惑，怎么会是这样呢？自己和爱人身体都很健康，平时连需要去医院治疗的小毛病都没有发生过，怎么会出现"胚胎停止发育"呢？这是什么原因引起的呢？

带着疑惑和焦虑，玲玲来到河南省中医院生殖医学科门诊就诊。接诊的韩医师建议夫妻双方做个染色体检查，结果显示双方染色体正常，绒毛染色体异常。医生建议玲玲下次备孕前到生殖医学科的

遗传门诊咨询,这时玲玲才明白"胚胎停止发育"的原因。据了解,河南省中医院中西医结合生殖医学中心每天都会有 10 多名像玲玲这样的"胚胎停止发育"患者来院咨询或治疗。流行病学调查结果显示,"胚胎停止发育"约占自然妊娠率的 3.6%～5.5%,且有上升趋势。医生建议,对于首次"胚胎停止发育"的育龄女性,医学上认为可以暂时不进行相关病因的检测,建议放松心情,休息一段时间后,继续尝试自然怀孕。因为大多数人在下一次怀孕时,可以顺利维持到足月,获得一个聪明健康的孩子。而对于发生 2 次及以上"胚胎停止发育",医学上称这种现象为"复发性流产",遇到这种情况,通常需要到医院进行系统全面的检查。

多数专家认为,"染色体异常"是"胚胎停止发育"的常见原因,占有近一半的比例。染色体异常包括夫妻双方的染色体异常和胚胎染色体异常。夫妻双方其中一人染色体有问题均可引起流产概率的增加,这种染色体异常在引起流产的病因中占 2%～5%,可以通过检测待孕夫妇的外周血液来明确诊断。所以,医生建议夫妻双方同时来检查,因为双方的检查结果共同评估才有意义。

反复流产的患者要做哪些检查呢

- 双方染色体检查。
- 双方支原体、衣原体、TORCH、ABO 血型、RH 血型。
- 封闭抗体检查。
- 女性不孕免疫学检查。
- 自身免疫抗体、内分泌六项、甲状腺功能三项。
- 凝血六项。
- 葡萄糖测定、尿常规、血常规。
- 男方精液分析、精子 DNA 测定、抗精子膜抗体混合凝集试验(MAR)、前列腺液(EPS)。

为什么会出现双胞胎或多胞胎

多数情况下,一次只怀一个宝宝,但也有一次妊娠同时怀上 2 个或 2 个以上宝宝的情况,这就是我们常见的双胞胎或多胞胎。双胎分为同卵双生和异卵双生。如果一个卵子和一个精子受精形成受精卵后,在受精卵分裂期间逐渐发育成两个细胞团,并发育成 2 个胎儿,这就是同卵双生。这类情况下,2 个宝宝外貌相似,甚至性格、兴趣爱好都极其相似,有的甚至能心灵相通。如果女性排出 2 个卵子分别受精,那么就会发育为 2 个胎儿,这就是异卵双生。这类情况下,2 个宝宝性别、血型、外貌、兴趣爱好都不一定相似。现在双胞胎或多胞胎常见,和临床运用促排卵药物有关,试管婴儿的发展也一定程度上提高了双胞胎和多胞胎的形成。

什么样的人容易生双胞胎或多胞胎呢

- 年龄越大,怀孕次数越多,生双胞胎或多胞胎概率就越大,30～40 岁的孕妇较常见。
- 家族中有双胞胎或多胞胎史者,也就是我们所说的遗传因素。
- 不孕症患者,随着现代科技的进步,越来越多的不孕症患者选择了试管婴儿这种助孕技术,促排卵药物的运用一定程度上提高了多胎妊娠的概率。

什么是异位妊娠

　　董月,女,28 岁,某公司营销经理,在试孕 2 年后,终于怀孕了,夫妇二人很兴奋,可是在停经 38 天左右,董月阴道出现褐色分泌物,左侧小腹胀痛,来到医院检查,阴超提示:左侧附件区包块(宫外孕可能大),这下,董月夫妇傻眼了,以前从没怀孕过,怎么就得了宫外孕呢?什么是宫外孕啊?有生命危险吗?一连串的疑问涌上董月夫妇心头。

　　受精卵在子宫体腔以外着床称为异位妊娠,通常称宫外孕。依据受精卵在子宫体腔外种植部位不同,可分为输卵管妊娠、卵巢妊娠、腹腔妊娠、宫颈妊娠、阔韧带妊娠。异位妊娠是妇产科常见的急腹症,也是孕产妇的主要死亡原因之一。临床中以输卵管妊娠多见。如果异位妊娠不能准确诊断,轻则腹痛、阴道不规则流血,甚者出现腹腔大出血、晕厥休克等危重症。

试管婴儿是在试管里出生的吗

　　我有一个老病友,结婚后 2 次怀孕都因是计划外而行人工流产,近半年准备想要孩子的她,却怎么也怀不上了。鉴于有人工流产史,我建议她行子宫输卵管造影术来了解双侧输卵管情况。一拿到造影片看到结果她傻眼了,双侧输卵管壶腹部梗阻。这对于焦急要孩子的她无疑是致命打击。我建议她做试管婴儿,她说什么是试管婴儿,是在试管里出生的吗？是自己的孩子吗？

　　其实这些都是现在很多不孕夫妇经常问的问题。试管婴儿是通过体外受精-胚胎移植技术来妊娠而正常生的宝宝,它是从妇女卵巢内取出卵子,在体外与丈夫或供精者精子受精并培养一阶段,再将发育到一定时期的胚胎移植到宫腔内,使其着床发育成胎儿的过程,通常称之为"试管婴儿"。世界上第 1 例试管婴儿是由英国的两名学者采用该技术,并与 1978 年 7 月 25 日诞生。我国大陆第 1 例"试管婴儿"于 1988 年在北京诞生。

人工授精是怎样的一种助孕技术

　　人工授精(AI)是将精子通过非性交方式放入女性生殖道内使其受孕的一种技术。它包括使用丈夫精液人工授精(AIH)和用供精者精液人工授精(AID)。目前,AID 精子来源一律由卫生部认定的人类精子库提供和管理。

高龄妇女怀孕必知有哪些

随着生活节奏的加快,有些年轻夫妇想过几年轻松的二人世界,或是经济能力不足,或是因为现有工作问题而无奈为之,所以怀孕生孩子问题一再推迟。我们通常认为年龄超过 35 岁的孕妇为高龄妊娠,高龄妊娠不仅对孕妇有诸多并发症,对胎儿也有一些不利影响。高龄孕妇更容易流产,其在整个孕期并发症也增多,如妊娠期高血压综合征、妊娠期糖尿病等,高龄孕妇难产率也高于其他孕妇,需进行剖宫产、钳产等助产术。此外,高龄孕妇也会危及婴儿的健康,高龄孕妇怀孕生产唐氏综合征的概率较高,从遗传的角度来看,年龄越大,卵巢功能也会降低,卵子质量也较低,那么受孕后,胚胎发育也会受到影响,畸形患儿的发生率也增高。高龄妇女妊娠从优生的角度无论对家庭还是对社会都会带来负担,因此不提倡高龄生育。

孕前查染色体必要吗

正常人体细胞有 23 对(46 条)染色体,其中 22 对(44 条)为常染色体,男女都一样;1 对为性染色体,男性为 XY 型染色体,女性为 XX 型染色体。人体的性别就是由性染色体决定的。父母双方如有染色体异常,虽然外表并没有缺陷,但如果基因遗传给后代,就会导致早期胚胎停育、畸形患儿的出生。一般情况下,孕妇年龄越大,孕育染色体异常胎儿的概率就越高。现代医学对染色体异常的夫妇,没有较好的治疗方法,只能孕前检查,早期诊断。所以,备孕夫妇孕检行染色体检查很有必要。

剖宫产后多久能再次怀孕

　　杜某,女,20岁,剖宫产术后7个月,再次因宫内孕7周来行无痛人工流产手术。看着她一脸懵懵懂懂的无知,作为大夫只能细心仔细地为她做手术,告知她术后一定要注意避孕,并告诉她剖宫产术后短期内怀孕的危害性。那么到底行剖宫产术后多久再次怀孕安全呢?

　　一般来说,剖宫产后2年再次怀孕比较科学。因为剖宫产做子宫横切口,手术刀口处是结缔组织,缺乏弹性,如果过早怀孕,随着胎儿不断发育,使子宫不断增大,子宫壁变薄,极易发生子宫破裂,危及生命。第一次剖宫产术后再孕的产妇,如没有新的产科指征,在具备良好的医疗设备且有专职医师的严密观察下,可试行自然分娩,但有一定风险,如若再次行剖宫产比自然分娩安全,所以,在剖宫产术后,一定要做好避孕措施,妊娠后也应定期进行产前检查。

盆腔炎影响怀孕吗

　　蒋某,女,25岁,公司职员,因孕前体检来我科就诊,行妇科检查时提示:宫体压痛,双侧附件区条索样增粗,有压痛。检查完毕后,告知她有盆腔炎。她很不解,说:"盆腔炎? 我平时身体很好,没觉得不舒服啊?"医生告诉她妇科检查结果提示她目前有盆腔炎病史,有的盆腔炎是慢性的,一般很少有腹痛症状,多数在妇科检查时发现,蒋某半信半疑地问医生:"那我这需要治疗吗? 能怀孕吗?"

妇科通常说的盆腔炎包括宫体炎、卵巢炎、输卵管炎。一般来说，很多患者平时没有明显症状，有时可有低热、易感疲劳。长期慢性炎症刺激，可导致小腹下坠、疼痛及腰酸、腰骶部酸痛，常在劳累、性交、月经前后加剧。妇科检查，医者可触及双侧附件区增厚或有条索样增粗，患者可感疼痛，部分患者彩色B超可见盆腔积液、子宫肌瘤等。如盆腔炎不及时治疗，可致月经增多、月经不调、输卵管阻塞进而导致不孕。所以，孕前查出有盆腔炎，要及时治疗。

盆腔炎的预防与治疗有哪些

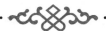

王小姐放环已2年，一直都挺好。半年前听人说环放久了会长到肉里去，就去医院想把环取掉。医院认为没有取环指征又没有证明，没有给她取，她就找了一家私人诊所私下取了环。几天后下腹痛，在诊所取了些药吃了仍然无效，也没在意。现在经常下腹隐隐作痛，有时腰部酸痛，平时白带多且有味，月经量多，精神萎靡，夫妻生活时隐隐疼痛，没有快感。医生告知她患了盆腔炎。那么，盆腔炎怎么预防？会导致不孕吗？

盆腔炎可导致不孕，那么它的预防就很重要。要加强经期、产后尤其是流产后的个人卫生，勤换内衣、卫生巾，避免受风寒、过度劳累。饮食要少食辛辣、油腻之品，忌经期房事，避免感染。更不能去私人医院行手术治疗。西医治疗盆腔炎多以抗生素抗菌消炎，中医在这方面有着独特优势，如盆腔五联治疗（盆腔封闭、耳穴压豆、穴位贴敷、直肠用药等），活血化瘀通络中药方口服（通管煎剂）。

要优生必须重视这个"小毛病"

33 岁的露西是某单位主管,自年初接管了上海分公司的业务以来,每天接待客户和应酬让她忙得四脚朝天。偏偏身体还不肯配合,这样那样的状况此起彼伏,露西仗着年轻一直硬撑着。最近,她忽然发现内裤上的分泌物不太正常,除了异味,还伴有不规则的出血。露西想可能是最近频繁出差,为了方便动不动就使用一次性护垫,且太劳累需要休息的缘故,因以前类似的情况也出现过,基于这样那样的借口,她也根本没当回事。但休息了几天后,情况依然不见好转。直到上个月末,在家人的一再说服下,她决定去医院做检查。最终查出她患有宫颈肿瘤时,露西感到天要塌下来了。

专家指出,宫颈癌在过去一直被认为是中老年妇女的疾病,如今已悄悄地向年轻女性逼近,这主要跟人乳头瘤病毒(HPV)的长期持续感染有关。一旦出现白带增多、色黄,有的可出现腰骶部坠痛,甚至接触性出血等症状,要及时到医院检查,把癌细胞扼杀在萌芽状态中。千万别让小毛病拖成妇科严重疾病,即便没有任何症状,凡有性生活的妇女应该每年进行宫颈防癌普查一次。

宫颈糜烂影响怀孕吗

安安患宫颈糜烂已经好几年了,前几年整天忙于工作,没有时间考虑生宝宝的事,也就没多在意。她和丈夫商定今年一定赶快生个宝宝,可都快 1 年了,总是怀不上孕。自己除了有宫颈糜烂外,别的方面都很正常,难道与此有关吗?

临床观察表明,由于炎症细胞的侵蚀会使宫颈黏液发生明显的改变,如分泌液量减少,变得黏稠并含有较多的炎性细胞。这样,精子的活力就会降低,在通过宫颈时精子容易被吞噬细胞吞噬或被细菌毒素破坏,从而降低生育能力,造成经久不孕。但并不是所有的宫颈糜烂患者都会发生不孕,如果经过积极治疗仍然不孕,那么也可能是其他原因造成的。

宫颈糜烂到底有什么危害呢

危害一,导致流产:患有宫颈糜烂的孕妇,随着体内激素增高,糜烂明显加重,出现阴道出血,引起子宫感染导致胎膜早破羊水流失。

危害二,导致不孕:宫颈糜烂患者分泌物较多且黏稠,影响精子进入宫腔;炎性环境会降低精子活力;宫颈分泌物中含大量白细胞,会吞噬精子;糜烂组织毒素会杀伤精子。

危害三,导致并发症:宫颈糜烂的病原体可上行导致子宫内膜炎;可通过淋巴管蔓延引起盆腔炎,或引起泌尿系统疾病出现尿频、尿痛、排尿困难。

危害四,导致宫颈癌:现代医学研究表明,宫颈癌与宫颈糜烂密不可分,宫颈糜烂患者得宫颈癌概率比其他患者高10倍。

她们是如何惹上了念珠菌性阴道炎

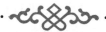

（1）小秀特别注重个人卫生,对她而言,购买妇科清洁消毒剂、做个人隐秘处的清洁工作是每天的必修课。无论冬天还是夏天,她也坚持这样做,没想到,居然也没有逃过感染阴道炎。

（2）小娜非常相信一些广告商的鼓吹,那些越做越有趣的卫生护垫广告,让小娜也相信,护垫能起到更卫生的保护作用,她也就因此依赖上卫生护垫的使用。当她感到阴部瘙痒并被查出患阴道炎时,还一脸疑惑呢。

她们这样做对吗？是不是越洗越清洁呢？女性的生殖器官，在解剖和生理上都有其独特的防御结构和功能，本身就有一种自净作用，倘若过度清洗反而破坏了阴道的弱酸性环境和菌群间的相互制约关系，使阴道上皮的抗病力下降，引起念珠菌或其他细菌所致的阴道炎。况且，阴道炎属真菌感染引起，容易复发。长期人为地对阴部保持"干净"，等于使其变得相当"脆弱"，一旦停止使用护理液，阴道炎就马上又"杀"来了。

在日常生活中，小娜的做法很多女性常用，但是这样做是非常错误的。多数护垫底部都有一层塑料，透气性差，很容易造成阴部潮湿、出汗，使病原菌滋生。长时间不更换卫生护垫会使局部湿度和温度都大大增加，这样不仅给细菌和真菌的生长创造了适宜的条件，而且破坏了阴道的酸碱度，降低了局部的保护屏障作用，会造成阴道炎。加之卫生护垫的摩擦易引起局部皮肤或毛囊的损伤，发生外阴毛囊炎等疾病，所以卫生护垫不宜长期使用。日常生活中，其实只要充分保持内裤的洁净卫生就足够了，根本没必要增加什么护垫。一般而言，只要注意勤快清洗替换内裤即可。要提醒的是，内裤不要一穿就是几年，这样即使勤清洗也不行，一般每半年至一年时间就应该把自己的全部内裤大"换血"一次，购买新的内裤使用。

乳腺增生可以怀孕吗？得了乳腺增生怎么办

乳腺增生是可以怀孕的。应该说怀孕对于乳腺增生患者来说，是有好处的，因为怀孕、哺乳对乳腺都有极好的保护作用，原有的乳腺增生会变得轻微或消失，常常会不治而愈。

乳腺增生简单讲就是乳房内一些组织的良性增生，一般与饮食、内分泌失调、遗传等因素有关，主要表现是乳房周期性地胀痛或刺痛，往往是月经来之前明显，月经走了恢复正常，如果情绪不佳，胀痛往往会加重。很多时候乳房中还能摸到肿块，有单个的，也有多个的，形状多种多样，块状、片状、结节状、条索状都有可能出现。这些乳房肿块也有随月经周期而变化的特点，月经来前肿块增大变硬，月经走后肿块缩小变软。此外，乳腺增生还有可能出现乳头溢液的现象。总之，只要观察到上述现象，都有必要警惕乳腺增生啦！乳腺增生，其实真的还蛮常见的，所以不要害怕，发现了，去正规医院看医生就好。调理、治疗一下效果就会不错。如果您已经确诊乳腺增生，日常生活就要多加留意以下几点：

● 保持良好的生活习惯（不要熬夜少上火！远离油腻、重口味、刺激性食物），定期进行乳腺的自我检查和复查！

● 保持大便通畅。

● 不要长期使用含有激素的化妆品，少食含有激素的肉类等食物。

● 保持心情舒畅，来月经时尤其要开心！

● 动物肝脏、甜食及补品都要少吃，多吃蔬菜、水果、豆类和菌类等。

糖尿病影响怀孕吗

糖尿病是一种代谢缺陷性疾病，是由于代谢功能紊乱而造成的。患有糖尿病的育龄妇女患不孕症的概率为 2%。糖尿病患者一般有胰岛素抵抗，胰岛素抵抗一定程度上影响卵巢排卵，进而导致不孕。患糖尿病女性，一旦怀孕则容易生巨大儿，巨大儿可使分娩受阻，胎儿缺氧，围产儿死亡率 5%～10%。还有的孕妇血糖浓度高，导致胎儿胰岛素分泌增加，出现胎儿高胰岛素血症，影响胎儿大脑发育。但不是所有糖尿病患者都不能怀孕，如果患病较轻，血压正常，还未损害到心、肾功能，是可以妊娠的，但这必须在内科、妇科医生共同严密观察下妊娠和生产，以确保胎儿健康。

甲状腺疾病也影响怀孕吗

甲状腺是产生甲状腺激素的场所，甲状腺功能减退或甲状腺功能亢进都会影响怀孕。如果孕妇在怀孕的时候患有甲状腺功能减退，不能得到及时的治疗，会造成流产、早产、围生期胎儿死亡等不良事件，胎儿的智力也有可能会受到影响。如果患有甲状腺功能亢进，患者可出现心慌、心跳过速、气短、多汗、怕热、食欲亢进等症状。患甲状腺功能亢进的育龄期妇女常常有月经不调、无排卵甚至不孕等现象。一旦甲状腺功能亢进患者妊娠，发生流产、死胎、早产的概率就很大。如果孕妇在怀孕期间必须服用抗甲状腺药物，会抑制胎儿的甲状腺功能，因而造成胎儿先天性甲状腺功能低下症而致呆小症。所以，无论甲状腺功能亢进或甲状腺功能减退怀孕都是危险的，对母婴均不利。从优生的角度考虑，可暂待甲状腺功能亢进、甲状腺功能减退治愈后再怀孕。

吸烟为什么会让你失去做母亲的权利

吸烟女性为什么易得不孕呢？在我国，每年因女性不孕造成家庭破裂的事情比比皆是。随着女性不孕患者的比例增高，造成不孕的原因也开始多样化，其中一些女性有吸烟的习惯，而就是这个习惯最终让自己失去了成为母亲的权利。医学专家指出，吸烟可能会导致女性患以下几种疾病：

（1）宫外孕：吸烟的女性发生宫外孕的比例比不吸烟的女性发生的比例要高。

（2）不孕症：有吸烟爱好的女性体内卵子的受精率比较低，所以不孕发生的概率也比不吸烟的女性高出很多。

（3）痛经：每天吸烟的数量超过10支的女性与不吸烟女性相比，患痛经的危险率是比较高的。

（4）绝经提前：如果在17岁前就有吸烟的嗜好，而且每天可吸1包，有20年以上之久，在40岁以前出现绝经的情况非常大。

（5）骨质疏松：据了解，吸烟的女性老年时，骨质疏松较为严重，骨折也是非常容易的。

（6）尿失禁：吸烟女性发生尿失禁的危险是不吸烟女性的1.5倍。

（7）减少母乳分泌量：吸烟的女性母乳的分泌量减少，在产后2周就已经比正常女性少21％，6个月之后就会达到46％，如果女性能够及时戒烟，乳汁的分泌量就会恢复正常。

（8）心脏病：研究表明，吸烟女性如果还使用过避孕药进行避孕的话，发生急性心肌梗死的概率比一般人群高200％。

（9）促进衰老：长期吸烟会引起缺氧及体内雌激素分泌减少，衰老也会提前。

（10）易患妇科肿瘤：吸烟20年以上的妇女患乳腺癌危险增加30％，吸烟达到30年以上的女性危险就会增加60％。吸烟女性易患宫颈癌或恶性肿瘤，如果每日吸烟15支以上并有10年以上的烟龄女性，患宫颈癌的概率高达80％。

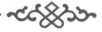

乙型病毒性肝炎会传染给后代吗

石某，女，26岁，因为是一名乙型肝炎病毒携带者，曾就诊过多家医院，也听信过所谓的祖传秘方，能使乙型肝炎病毒表面抗原转阴，可都未能如愿。现打算怀孕要孩子的石某夫妇来到我的诊室进行遗传咨询。石某夫妇特别担心这个病能传染给他们的孩子，这个病请问会传染吗？

乙型病毒性肝炎（简称乙肝）是一种传染性疾病，乙肝病毒通常经体液、血液交叉传播，其中重要一条传染途径是母婴之间的垂直传播。统计表明，人群中约40％乙型肝炎病毒表面抗原（HBsAg）阳性者是因母婴传播而引起的。我国是乙肝大国，约6 000万女性感染了乙型肝炎病毒，因此，乙型肝炎病毒携带者的育龄期女性，孕前、孕期都需要科学的指导和慎重计划，不可轻视。如果单纯HBsAg阳性，或是小三阳[HBsAg、乙型肝炎病毒e抗体（HBeAb）、乙型肝炎病毒核心抗体（抗HBC）阳性者]，而乙型肝炎病毒脱氧核糖核酸（HBV-DNA）阴性，说明体内病毒处于稳定状态。这类人群病毒可终生携带，但不影响正常生活，所以这类育龄期女性可怀孕。若诊断为大三阳[HBsAg、乙型肝炎病毒e抗原（HBeAg）、抗HBC阳性]，同时HBV-DNA阳性，说明有明显的传染性，也可能伴有肝细胞损伤。研究表明，孕妇 HBsAg、乙型肝炎病毒 e 抗原同时阳性，几乎100％会传染新生儿，因此，对于这类育龄期妇女最好经过治疗后再试孕。

患上卵巢囊肿一定会导致不孕吗

卵巢囊肿属广义上的卵巢肿瘤的一种，各种年龄均可患病，但以20～50 岁最多见。卵巢是卵子发育、成熟、排出的场所，而各个不同阶段的卵泡在卵巢皮质，若卵巢遭受到破坏，使卵子发育、成熟及排出受损，就会导致不孕。卵巢囊肿属于卵巢肿瘤的一种，其引起不孕的机制与干扰排卵功能有关。若囊肿较小，不影响卵巢排卵，就不会影响怀孕。若囊肿占据了整个卵巢，且分泌一些激素，影响到排卵，对怀孕就会有一定影响。

巧克力囊肿是痛经的元凶吗

一些女性朋友经常遭受痛经的折磨，月经来时小腹疼痛，出虚汗，双腿发软。有些女性觉得痛经不是什么大毛病，忍一忍就过去了，为了这点"小病"去看医生，太不值当。其实，痛经并非小事，而是巧克力囊肿在作怪，如不及时治疗，可能会导致不孕。

正常情况下，子宫内膜生长在子宫腔内，受体内性激素的影响，每月脱落 1 次，形成月经。如果经期脱落的子宫内膜碎片随经血逆流经输卵管进入盆腔，附着在卵巢表面或盆腔其他部位，就会形成异位囊肿，这种异位的子宫内膜也受性激素的影响，随同月经周期反复脱落出血。如病变发生在卵巢上，每次经期局部都有出血，使卵巢增大，形成内含陈旧性积血的囊肿。这种陈旧性血呈褐色，黏稠如糊状，似巧克力，故称巧克力囊肿，医学上称子宫内膜异位症。巧克力囊肿会有痛经的症状，而且会进行性加重，病程越长，痛经越厉害，而且随着囊肿越来越大，压迫卵巢的正常组织，使卵巢不排卵，就无法正常怀孕了。

怀孕前妈妈要接种哪些疫苗

预防疾病最简便有效的方法是接种疫苗。通常怀孕前接种的疫苗有风疹疫苗、流感疫苗、乙肝疫苗。风疹病毒一般都是通过呼吸道传播，如孕早期感染风疹病毒，会导致先兆流产、流产、死胎等严重后果，甚至出现先天性畸形，如先天性心脏病、先天性耳聋等。一般遇到这种情况，医生都会建议行人工流产手术。那么如何预防此类情况发生呢？最好的方法是孕前3个月接种风疹疫苗。因为风疹疫苗注射后需要3个月才能产生抗体，疫苗注射有效率在98％左右，可达到终身免疫。乙肝疫苗一般应注射3针，第一针注射后应该分别在第二和第六个月注射第二针和第三针，因此接种乙肝疫苗9个月后再怀孕比较安全，有效率在95％以上，免疫有效期在7年以上，如有必要，可在注射疫苗五六年后加强注射1次。流行性感冒（简称流感）高发季节也可接种流感疫苗。

孕前有哪些用药禁忌

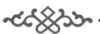

2013年2月的一个上午，我的诊室迎来了一位愁眉苦脸的患者，她一进门就说："大夫，我昨天刚查出怀孕了，可我在排卵期时因为腹泻吃了诺氟沙星，我这孩子能要吗？"这是临床中时常碰到的很棘手的问题，在不知怀孕的情况下，服用了孕妇禁服的药物而纠结于是否终止妊娠。

很多药物都是一把双刃剑，我们治疗疾病需要药物治疗，但有些药物使用不当，会影响优生。男女双方在受孕前用某些药，可致精子或卵子染色体畸变，或精子数量减少，导致受精卵停止发育。孕前使用任何药物均应在医生的指导下服用，如有必要，尽量选用对胎儿无损害或影响小的药物，切忌自己擅自或滥用药物，或服用所谓的"秘方"，以防影响优生。服药时要注意观察药物说明上的"孕妇慎服、禁服、忌服"等字样，如不慎服用某些致畸药物，要综合考虑是否终止妊娠。孕前避免使用的药有：复方磺胺甲噁唑，此药可导致精子数量减少；还有西咪替丁，此药常用来治疗十二指肠溃疡或上消化道出血，但长期服用，也可导致精子暂时性减少；还有一些化疗药（环磷酰胺），长期服用后导致男性精子数量明显减少，妇女可致月经不调甚至闭经。喹诺酮类抗生素，如氧氟沙星、诺氟沙星等，以及氨基糖苷类，如庆大霉素、丁胺卡那等，这类抗生素孕期应禁用。文中提到的药物，若孕妇服过，还是终止妊娠为好。

不孕和不育是一回事吗

　　赵某，女，32岁，因反复自然流产就诊，彩色B超提示：子宫纵隔可能，为进一步明确诊断，给其行宫腔镜检查，镜下发现子宫完全纵隔。这下就找到了赵某反复自然流产的原因就是子宫完全纵隔。术后，医生告诉她多年来不育的原因就是子宫完全纵隔，只要行子宫纵隔切除术就可以生育健康宝宝了。赵某非常高兴，想着多年的不孕终于可以解决了。这个案例中，赵某所述的不孕和医生说的不育是一回事吗？赵某到底是不孕还是不育呢？

　　生活中，大家对"不孕症"和"不育症"概念模糊，甚至混为一谈，其实二者是有区别的。不孕症是指女子婚后未避孕，有正常性生活，同居1年，而未受孕者，或曾有过妊娠，而后未避孕，又连续1年未再受孕者，称不孕症。前者为原发性不孕，古称"全不产"；后者为继发性不孕，古称"断绪"。而不育症是指育龄夫妇结婚同居后女方曾妊娠过，但均因自然流产、早产或死产而未能获得活婴者。可理解为，曾怀孕过，但未正常生育，也指男性不育。

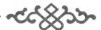

不孕不育的因素有哪些

刘红,女,33岁,某公司会计,计划怀孕已经3年了,仍没有成功。她来就诊时就哭着告诉医生,如果今年再不能怀孕丈夫就要与她离婚,要医生一定要治好她的病来挽救她的婚姻。当医生问她:老公做过相关检查没有? 刘红说:他说他没问题。细问之下才得知,原来她老公与前妻有过一个孩子。医生告诉她,怀孕是双方的事,男方即使生育过孩子,但也不排除目前患有不育的疾病,要她回去做通男方工作,做相关不孕不育的检查。

据世界卫生组织统计表明,不孕不育症中有40％为男方原因,50％为女方原因,也有夫妻双方同时存在原因的。而治疗不孕不育采取"夫妻同治"最有利于快速找出病因,缩短治疗时间。医生表示,不孕不育的原因有很多,所以治疗方案也因人而异。不要以为没能怀孕就是女性的问题,检查应该双方同时进行。

那么,男女双方常见的不孕不育原因有哪些呢?

女性不孕的主要原因有:

(1)排卵障碍:多囊卵巢综合征、垂体微腺瘤、甲状腺疾病、糖尿病等疾病都会影响卵巢的排卵功能。

(2)输卵管因素:输卵管炎、输卵管积水、输卵管阻塞等影响输卵管拾卵功能,而致精卵不能结合。

(3)子宫因素:先天子宫发育不良、子宫畸形、子宫黏膜下肌瘤等疾病都会影响受精卵的种植。

(4)外阴、阴道因素:先天性无孔处女膜,先天性无阴道,严重念珠菌、滴虫性阴道炎时,会影响精子的穿透,大大降低怀孕概率。

(5)免疫因素:有少数女性查不孕不育抗体中抗精子抗体阳性,这种情况下要用避孕套阻断3～6个月,可转阴,或双方ABO血型不合,或抗体效价过高,或封闭抗体阴性。

男性不育的原因有：

（1）精液异常：包括精子异常与精液异常，如精液液化不良、精子少弱、死精子症、无精子症、精子活力差等。

（2）精液排出障碍：先天性输精管阻塞、严重尿道下裂、重度阳痿早泄等。

（3）免疫因素：抗精子膜抗体凝集试验阳性，可使射出的精子发生自身凝集，从而不能穿透宫颈黏液而致不育。

不孕不育应做哪些检查呢

医生针对男女双方应详细询问双方年龄、结婚健康状况、是否分居、性生活满意度、有无接触有毒、有害物质并观察第二性征发育。女方应加妇科检查、有无阴道炎症、详问月经及婚育史、子宫输卵管通畅性检查、彩色 B 超了解排卵情况等。男方应加精液分析、前列腺有无炎症等。

如何预防不孕不育

不孕不育重在预防，及早发现影响不孕不育的原因，如盆腔炎、阴道炎、输卵管炎等。其次是保持良好心态，良好心态是治愈不孕不育疾病的第一步，情绪紧张、心情烦躁一则影响排卵，二则关系到家庭和谐。最后是做好避孕措施，尽量避免人工流产手术。还有就是要养成良好的生活习惯，男性避免热水浴、桑拿、长期穿紧身裤等，加强身体锻炼，增强体质。

健康食疗有助怀孕吗

在日常生活中，我们可以通过食疗方法助孕。下面就简单了解一下：①温补肾精的有紫河车、海参、鱼肚、蛤蚧等。②温肾壮阳的有鹿茸、鹿鞭、鹿肉、海马、羊肉、狗肉、牛肉、韭菜、胡桃肉等。③滋肾填精的有龟、鳖、鹿角胶、阿胶、牛髓、猪髓、牡蛎等。④益气养血的有龙眼肉、荔枝肉、大枣、燕窝等。⑤固肾涩精的有莲子肉、芡实、核桃等。

妊娠期母体生殖系统有哪些变化

变化最大的应该是子宫，非孕时子宫重量 50 克，到妊娠足月时 1 000 克，足足增大了 20 倍，整个妊娠期间子宫体逐渐增大变软。子宫大小由非孕时 7 厘米×5 厘米×3 厘米增大至妊娠足月时的 35 厘米×22 厘米×25 厘米。子宫腔容量由非孕时 5 毫升，增至妊娠足月时约 5 000 毫升，增加约 1 000 倍。其次是子宫峡部，非孕时长约 1 厘米，妊娠后变软，妊娠 10 周时子宫峡部明显变软。12 周以后，子宫峡部逐渐伸展、拉长、变薄、扩展，成为子宫腔的一部分，形成子宫下段。分娩时可进一步伸展成 7～10 厘米长。再则是宫颈，妊娠后由于宫颈组织水肿，血管增多，早期妊娠时宫颈肥大、变软，外观呈紫蓝色。孕期卵巢、输卵管、阴道、外阴也都有明显的变化。

妊娠期乳房有哪些变化

妊娠期乳房也有显著的改变。怀孕早期的数周内孕妇常感乳房触痛和刺痛，这是乳腺腺管和腺泡的增多致使乳房增大。乳头变大并有色素沉着致呈黑褐色，易勃起，乳晕也着色，因有较多散在皮脂腺肥大而形成的结节状小隆起，称为蒙氏结节。到妊娠晚期轻挤压乳头时，可见少许淡黄色稀薄液体流出。

妊娠期血液循环系统有哪些变化

从妊娠初期血容量开始增加，孕中期增加最快，至孕 32～34 周达高峰，平均增加约 1 500 毫升。妊娠期骨髓不断产生红细胞，网织红细胞轻度增多。心脏在整个妊娠期也有变化，随着子宫体积逐渐增大，膈肌升高使心脏向左、向上、向前移位，心尖搏动向左移位 2.5～3 厘米。多数孕妇在心尖区可听到柔和吹风样收缩期杂音。妊娠对动脉压影响较少，收缩压几乎不受影响，整个妊娠期间上肢静脉压无改变,下肢静脉压于孕晚期升高。孕妇也因此而容易发生下肢及外阴静脉曲张。孕妇若长时间处于仰卧位姿势,能引起回心血量减少,心排出量也随之减少而使血压下降,称为仰卧位低血压综合征。

妊娠期泌尿系统有哪些变化

妊娠期间肾脏略有增大,肾功能改变亦较多,这是由于孕妇及胎儿代谢产物增多,肾脏负担加重所致。妊娠期内由于内分泌的改变和增大的子宫压迫,泌尿系统平滑肌张力减弱。自孕中期肾盂及输尿管轻度扩张,输尿管增粗及蠕动减弱,尿流缓慢,加之输尿管有尿液逆流现象,孕妇易患急性肾盂肾炎,且右侧多见。由于肾小球滤过率增加,而肾小管对葡萄糖再吸收能力不能相应增加,约有15%孕妇饭后可出现糖尿,尽管如此,孕妇在出现糖尿时应排除妊娠糖尿病的可能。

妊娠期消化系统有哪些变化

孕妇在孕6~10周,可有不同程度的恶心或呕吐,尤其晨间空腹时更明显,或伴有食欲不振、偏喜食酸味食物等,称为早孕反应。这种反应的程度和持续时间因人而异,但多数不需要特殊治疗,在孕10~12周逐渐消失。此外,妊娠期间牙龈充血、出血、水肿、增生,分娩后即消失。妊娠期牙齿容易松动和出现龋齿。胃酸分泌减少,胃排空时间延长,不少孕妇有上腹部饱胀感。肠蠕动减少,孕妇常感便秘。胆囊收缩减弱,胆道平滑肌松弛,胆囊排空时间延长,致使胆汁淤积、黏稠,易有胆结石。

孕期体重、皮肤等有哪些变化

妊娠13周前体重无明显变化,孕13周起平均每周增加350克,直至孕足月时体重约增加12.5千克。不少孕妇妊娠期间在面颊、乳头、乳晕、腹白线及外阴等处皮肤有色素沉着,在面颊可呈不规则的褐色斑块或呈蝶形分布,通常称为妊娠斑,分娩以后逐渐减退,但也有可能不完全消失。孕妇腹部皮肤可出现不规则平行裂纹,有的甚至出现在大腿、臀部及乳房皮肤上,裂纹呈淡红色或紫褐色,质柔软,有皮肤变薄感,这就是我们所说的妊娠纹,初产妇多见。产后上述妊娠纹渐退变呈银白色,持久不消退。极少数孕妇阴毛、腋毛会有增多、增粗现象,也有的孕妇整个孕期会有轻度的脱发现象,极个别严重脱发者可致全部脱光。骨质在妊娠期间一般无改变,仅在妊娠次数过多、过密又不注意补钙时,能引起骨质疏松症。

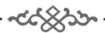

孕早期测血 HCG、孕酮（P）有必要吗

郑某,女,25 岁,曾有过两次胚胎停止发育史,以停经 31 天为主诉就诊。值班医生告知她应抽血测 P、HCG 来确定是否及早保胎,预防再次胚胎停止发育。郑某很不解,诉目前怀孕无不适,有必要测 P、HCG 吗? 这个在临床上很常见的问题,到底孕早期测孕激素有必要吗?

孕激素早期由妊娠黄体产生,8～10 周后由胎盘合体滋养层细胞产生。孕酮还可改变子宫肌细胞膜对离子的通透性,使膜处于超极化状态,因而降低子宫肌的兴奋性,同时也降低了子宫肌对各种刺激(特别是缩宫素)的敏感性。因此,妊娠子宫不会发生剧烈而有进展性的收缩,胚胎不受影响,妊娠得以维持。如果怀孕早期孕激素过低,会导致先兆流产,如黄体功能不足患者,可用孕激素保胎;如果孕激素低,HCG 翻倍不明显,那就要警惕宫外孕了,所以孕早期测孕激素对抓住保胎时机、及早发现宫外孕都有一定帮助。

做 X 线检查影响胎儿吗

　　我的一个医生朋友在不知怀孕的情况下,在孕早期体检行 X 线检查,事后不久发现自己怀孕,在纠结很久后,决定赌一把,留下这个孩子,在整个孕期也是忧心忡忡的,不过还好,她后来足月顺产一女婴,现已高中毕业。正是她有这个亲身经历,所以临床中一旦遇到此类患者,她都会把利弊讲给患者,让他们自己来决定是否终止妊娠,毕竟对多年不孕的夫妇,怀孕一次是很不易的,作为医生也不能随便来替患者做决定。那么到底 X 线影响胎儿发育吗?

　　X 线属于一种电磁波,其波长短、能量高,若不能在严格控制下使用,会对人体产生损伤,其损伤程度与放射设备、放射时间、放射剂量、射线与人体的作用方式、外界环境、个体差异等因素有关。一般来讲,胸部透视在一星期以内累计时间不超过 12 分钟,胃肠检查不超过 10 分钟,对人体是安全的。虽然照射 X 线对身体健康并无大碍,但对于怀孕前的女性,尤其是孕妇,她的卵子、受精卵或胎儿对放射线高度敏感,即使是明显低于正常人可以耐受的放射剂量,也会造成对母体和胎儿的损害,有可能导致胎儿畸形,所以,孕妇严禁进行放射线检查,女性怀孕前 3 个月也应避免放射线检查。

孕妇做 CT 检查有害处吗

　　CT 是利用电子计算机技术和横断层投照方式,将 X 线穿透人体每个轴层的组织,它具有很高的密度分辨力,它比普通 X 线强 100倍。做一次 CT 检查受到的 X 线照射量比 X 线检查大得多,对人体的危害也大得多。而女性怀孕前 3 个月内接触放射线可能会导致胎儿脑积水、小头畸形或造血系统缺陷等严重后果,所以孕妇不是病情需要,禁止进行 CT 检查。

孕妇做 MRI 对胎儿有影响吗

　　MRI 也称磁共振成像,是利用磁共振原理,通过外加梯度磁场检测所发射出的电磁波,据此可以绘制成物体内部的结构图像,在物理、化学、医疗、石油化工、考古等方面获得了广泛的应用。MRI 所获得的图像非常清晰精细,大大提高了医生的诊断效率,避免了剖胸或剖腹探查诊断的手术。由于 MRI 不使用对人体有害的 X 射线和易引起过敏反应的造影剂,对人体没有损害,对孕妇影响也不大。一般来说,对于早期怀孕的妇女,不是病情必需,不建议进行 MRI 检查。

B 超检查必不可少,整个孕期至少做几次? 多次做 B 超影响胎儿发育吗

　　B 型超声波是一种物理检查方法,是用超声波照射子宫内腔,通过观察反射在超声波显示器上的胎儿画面,检测胎儿的发育程度和有无畸形等状态的检查方法,所以孕期进行 B 超检查必不可少。B 超检查安全方便,效果可靠,对孕妇无痛苦、无创伤,且图像清晰,可以动态观察。

　　那么,整个孕期要做几次 B 超检查呢? 一般来讲,至少做 3 次 B 超,分别是孕早期、孕中期、孕晚期各做 1 次。孕早期(孕 18～20 周)做 B 超检查是确定怀的是单胎、双胎或多胎,并了解孕龄。孕中期(孕 28～30 周)此时行 B 超检查是了解胎儿发育有无异常,是否有畸形,对胎儿的位置及羊水量也有了初步的了解。孕晚期(37～40 周)查 B 超目的是确定胎位、了解胎儿大小、胎盘成熟程度及有无脐绕颈,为选择生产方式提早做准备。但并不是整个孕期只做 3 次 B 超,如有阴道流血、腹痛等症状,要及时进行 B 超检查而不能拘泥于 3 次这个概念。

自己如何判定胚胎或胎儿情况

多数孕妇在做完 B 超检查后,都会问:大夫,我这正常吗? 孩子发育好吗? 下面给大家介绍一下常见胎儿超声数值:

(1)妊娠龄:

妊娠龄(天)=妊娠囊平均内径(毫米)+30(适用于孕 7 周内)

妊娠龄(天)=胚长(毫米)+42(适用于孕 7～12 周)

妊娠龄(周)=头臀长(厘米)+6.5(适用于孕 7～12 周)

(2)孕囊增长速度:每天 1.2～1.5 毫米。

(3)卵黄囊:3 毫升＜卵黄囊直径≤10 毫升(异常提示妊娠后果不良)。

(4)胎心率:6 周前 100～115 次/分钟;6～8 周 144～159 次/分钟;9 周后 137～144 次/分钟。

(5)妊娠囊内各结构出现时间:

●孕 5 周出现孕囊双环状。

●孕 5～6 周出现卵黄囊。

●孕 6～7 周可见胚芽及胎心管搏动。

●孕 7～8 周可见胚胎轮廓。

●孕 8～9 周可辨头体及肢芽。

●孕 9～10 周可见胎头及脑泡。

●孕 10～11 周可见四肢骨及指趾。

●孕 12 周以后可见四腔心及脊柱。

(6)羊膜与绒毛膜融合时间:孕 12～16 周。个别妊娠晚期仍可见,无意义。

(7)胎儿颈部透明层测量(NT):

测量时间:10～14 周(头臀长 4.5～8.4 厘米)。

异常值:NT≥3 毫米(胎儿染色体异常风险增加)。

　　　　NT≥4 毫米(即使染色体正常的胎儿其妊娠结果亦较差)。

(8)胎儿颈后皮肤皱褶测量:

测量时间 14～20 周。

异常值≥6毫米。

(9)颅骨骨化时间:第10周开始,第11~12周骨化明显。

(10)脊椎骨化时间:第10周开始,骶尾部到第16~18周完成。

(11)性别分化时间:8~11周。

(12)膀胱检出时间:12~13周。

(13)胃检出时间:8~13周。

(14)胆囊检出时间:14周。

(15)生理性中肠疝:12周消失,头臀长>4.4厘米不再有。

(16)胎位与胎儿方位:

头先露:脊柱右→前为左

脊柱左→前为右

臀先露:脊柱右→前为右

脊柱左→前为左

(17)侧脑室各部、颅后窝、透明隔腔(第五脑室):宽均<10毫米。

(18)侧脑室宽10~15毫米:脑室扩张。

(19)侧脑室宽>15毫米:脑积水。

(20)LVW(脑中线至侧脑室外侧壁距离)/HW(脑中线至颅骨内缘距离)<1/3 。

(21)第三脑室(两侧丘脑中间缝隙):<2毫米。

(22)小脑横径:

孕24周前小脑横径约等于孕周。

孕20~38周增长速度为每周1~2毫米。

孕38周后增长速度为每周0.7毫米。

(23)双顶径增长速度:31周前为每周3毫米。

31~36周为每周1.5毫米。

36周后为每周1毫米。

(24)头径指数(CI):CI=双顶径(BPD)/枕额径(OFD)×100%。

正常值70%~86%,异常值>85%诊为短头畸形,<70%或>86%应改用头围来评估孕周。

(25)胎盘分级(度):具体胎盘如何分级见下表。

胎盘分级（度）

	绒毛膜板	胎盘实质	基底膜	时限
0	直而清晰，光滑平整	均匀分布，光点细微	分辨不清	29周前
Ⅰ	轻微波状起伏	散在增强光点（多为线状）	似无回声	29周至足月
Ⅱ	切迹深入胎盘实质，未达基底膜	逗点状增强光点	线状排列增强小光点，其长轴与胎盘长轴平行	36周后
Ⅲ	深达基底膜（至少2个切迹）	光环回声和不规则强光点和光团、可伴声影	光点增大，可融合相连，可伴声影	38周后

（26）影响胎盘发育和成熟的因素：

●加速。妊娠合并高血压、肾病，即妊娠高血压综合征（简称妊高征）及宫内发育迟缓（IUGR）。

●延迟。妊娠糖尿病、母子 Rh 因子不合。

（27）羊水指数（AFI）：

●孕 37 周前 8 厘米≤AFI≤24 厘米。

●孕 37 周后 5 厘米≤AFI≤20 厘米。

（28）羊水最大深度：＜2.0 厘米为过少，＞8.0 厘米为过多。

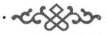

怀孕期间用药要注意哪些问题

小敏，女，怀孕40多天了，由于前一段没注意保暖，最近感冒了，咽痛、痰多很是困扰着她，想吃药治疗，但又怕怀孕期间服药影响到孩子发育。像小敏这种情况能用药吗？用什么药呢？

其实,孕妇在整个妊娠期间,无论使用中药、西药都要慎重,特别是妊娠的前3个月,是胎儿生长发育最为活跃的时期,用药更应慎之又慎。但不能谈药色变,更不能为了所谓的不影响胚胎发育,有小毛病不治疗,最后拖成大病。怀孕期间患病用药掌握的原则是:在医生的指导下,能不用尽可能不用,如的确需要用,能少用就少用,所用药要安全、无毒,对胚胎或胎儿无不良影响。

目前,已经证明对胚胎和胎儿不会产生负面影响的药物有青霉素类、适量维生素类(维生素 B_6)、促消化类、某些止咳药及某些没有毒性的中成药或中药饮片,如核桃仁、山药、枸杞子。但在具体用药时,一定要向医生或药师咨询,切不可盲目使用。

慎用药:就是尚未有确切研究证据表明,某些药物对胎儿发育有不良影响。

禁用药:①激素类药物。糖皮质醇类激素如泼尼松、地塞米松等,尤其不能用性激素类,易造成器官发育障碍或畸形。②某些抗生素。如四环素类、氯霉素、氨基糖苷类。四环素类抗生素,如多西环素抑制骨骼发育,乳齿黄染,可致先天性白内障,手指畸形。氯霉素可引起新生儿灰色综合征、骨髓抑制,表现为白细胞减少或再生障碍性贫血。甲硝唑也对胎儿有致畸作用。③磺胺类药物。在孕早期会致畸,孕晚期可致高胆红素血症。④作用于神经中枢的药物。如镇静催眠药、抗癫痫药等。苯妥英钠可引起唇腭裂、骨骼、神经系统与消化系统畸形,安定可致兔唇、新生儿斜视和肌张力降低。⑤抗肿瘤药。可抑制生长旺盛的胚胎组织,引起畸胎或死胎。⑥解热镇痛药。阿司匹林在早孕期服用可致腭裂,肾、心血管、神经系统畸形;吲哚美辛可引起动脉导管过早关闭。⑦具有毒性或者活血化瘀的中成药或者中药饮片等对胎儿均有影响。

服用中药对胎儿有影响吗

许多孕妇认为,既然西药有那么多副作用,那么当身体不适时,吃中药应该不会对胎儿有什么不良影响。其实,这种思想也是不可取的。目前,一些临床资料证明,部分中药在孕期服用对胎儿也是有影响的。

（1）孕妇禁用的中药：三棱、莪术、麝香、牵牛子、水蛭、铅粉、土牛膝、巴豆、蜈蚣等活血破血药。

（2）孕妇慎用的中药：王不留行、大黄、五灵脂、芒硝、肉桂、附子、蒲黄、穿山甲、乌头、枳实、硼砂等。

还有一些是妊娠期不能单独服用的药物：当归尾、郁金、厚朴、红花、滑石等。

出现先兆流产迹象时可以用中药保胎吗

当孕妇出现先兆流产迹象时，担心保胎西药造成胎儿发育不良，那么中药保胎这时可作为孕妇的首选。保胎的中药既可安胎，又可纠正孕妇母体不足，如肾虚、气血虚弱、血热等母体不足。从临床的研究证明，有关中药保胎致胎儿畸形、新生儿低能、弱智等此类报道尚未见报端。但也不能盲目服用中药保胎，如有难免流产、稽留流产者应放弃保胎，遵循"堕胎益母"的原则。

药物为什么能致胎儿畸形呢

为了保障母子安全，孕妇能孕育一个聪明健康的孩子，整个孕期必须谨慎、合理地用药。应尽量少用或不用药，当有疾病必须用药时，应在医生的指导下服用，切忌盲目滥用。那么致畸药物的原理是什么呢？第一个是染色体畸变或突变。正常细胞中，染色体其结构、形状、数目、位置等都是固定的。在胚胎分化期，如有药物影响，染色体会发生缺损、断裂、倒置、错位等变化，导致胎儿畸形。第二个是干扰细胞的有丝分裂。受精卵的分裂方式是有丝分裂，其特点是在细胞分裂的过程中出现纺锤丝。若有药物妨碍纺锤丝的形成，将会导致细胞不能正常增殖，导致畸胎。第三个是蛋白质合成障碍。胚胎细胞中的核酸在遗传、蛋白质和酶的合成等方面都有着非常重要的作用，如果受到药物的干扰，蛋白质的合成就会发生故障，导致畸胎。最后一个原因是营养、代谢失常。有些药物服用后，会引起母体内某些必需物质短缺或代谢失常,影响胚胎的正常发育,从而导致胎儿发生畸形。

怀孕期间可以服用保健药吗

随着大家对优生意识的提高,越来越多人认为:只生一个好,女性一旦怀孕,家庭都给予更多重视和关怀,给众多营养食物、保健药品。可是,孕期到底是否需要服用保健药品越来越成为每个家庭关注的问题。大家都认为,怀孕女性,一个人吃,两个人吸收,除保证基本热量外,还要供应充足的蛋白质、各种维生素、无机盐和微量元素,这样才能保证孕妇新陈代谢和胎儿生长发育之所需。但由于许多家庭对营养知识的缺乏,更是对各种传播媒介不切实际宣传的误信,认为保健药品孕妇服用较好,是增加孕妇、胎儿营养的快捷方式。殊不知,有些保健药品的成分不明,有可能对孕妇甚至胎儿造成不良影响,所以,不在医生的指导下,最好不要擅自滥用保健品。

怀孕期间能否接种疫苗呢

怀孕期间不能接种减毒活菌疫苗,这类疫苗是将活的细菌或病毒以热或特殊处理降低其毒性而制成。由于减毒活菌有可能随着母体的血液循环进入胎儿体内造成感染,有潜在胎儿先天性感染造成异常的可能,所以孕妇不能接种这类疫苗。

减毒活菌疫苗主要有风疹疫苗、麻疹疫苗、水痘疫苗、腮腺炎疫苗、呼吸道巨细胞病毒疫苗、甲肝疫苗(活疫苗)、脊髓灰质炎疫苗、百日咳疫苗等。如果确需接种,应在计划怀孕 3 个月前接种。此外,凡是有过流产史的妇女,不要接种任何疫苗。

孕妇可以接种灭活疫苗及类毒素疫苗,这类疫苗没有感染胎儿的能力,主要有:乙肝疫苗,甲肝疫苗(死疫苗),狂犬疫苗和抗狂犬病血清,破伤风类毒素和破伤风抗毒素。

● 胚胎阶段最易受到不良因素影响。在胚胎发育阶段受到各种有害因素的影响使细胞染色体发生畸变，或者有害物质抑制细胞的有丝分裂，妨碍了胎儿器官的正常分化与发育，从而出现畸形。因为胚胎细胞的生物合成很活跃，细胞分化、生长发育均先于这种快速分化增殖的细胞本身，所以就比较脆弱，再加上胚胎对毒物的分解代谢和排泄很不完善，很容易受到有害因素的影响而导致畸形。

● 怀孕前 3 个月时，器官分化发育迅速，对外界致畸因素最敏感。不同的器官系统还有相应的致畸敏感期，如神经系统为受精后的 15～77 天，脑为受精后的 20～40 天，眼为受精后的 24～39 天，四肢为受精后的 24～46 天，外生殖器为受精后的 36～98 天。受精后 8 周胚胎完成了除神经系统和生殖器官以外的器官分化进入胎儿期，对外界致畸因素的敏感性相对降低。到 3 个月后，外界致畸因素的影响就更小。所以，前 3 个月很关键。

（1）先天愚型：是刚生下来的宝宝中最常见的导致先天性痴呆的常染色体病，又称"唐氏综合征"；是第 21 对染色体多了一个染色体，又称"21 三体综合征"。主要表现为智力低下，有独特的面部和身体畸形，如眼距宽、低鼻梁、肢体短小、吐舌等，其中 50% 患有先天性心脏病等病，男性患者无生育力，女性偶有生育能力。目前，没有好疗法。

预防：怀孕期间做唐氏综合征产前筛选检查（简称唐氏筛查），必要时结合其他检查，可明确诊断。需要说明的是，唐氏筛查仅仅是初筛，对可疑者必须进行羊水染色体检查确诊。

（2）开放性神经管缺损：在出生缺陷中占有很大比例，主要有无脑儿、显性脊柱裂等畸形，俗称"蛤蟆胎""怪胎"。它是神经管发育过程中不能闭合所致,常导致死胎、死产、瘫痪等。影响神经管闭合的因素有孕期病毒感染、叶酸缺乏或代谢异常、营养不良及遗传因素。

预防:孕期避免感染性疾病的发生、做病毒检测、补充叶酸(孕前、孕后各 3 个月)、加强营养和产前诊断。

补充叶酸除了服用叶酸片(每天 400 微克)外,我们吃的蔬菜和水果,如菠菜、生菜、豆类、苹果、橘子、柚子等都含有丰富的叶酸,可以适当食用。

如何把好预防出生缺陷的“三道关卡”

所谓的“三道关卡”,就是我们常说的“三级预防”。

(1)一级预防:防止出生缺陷的发生。需要采取的措施包括:①婚前检查、遗传咨询、选择最佳生育年龄和季节、孕期保健。②做好优生科普教育和采取干预措施(如补叶酸、外周血染色体检测、预防接种等)。

(2)二级预防:减少出生缺陷儿的出生。主要在孕期内开展产前筛查及高风险人群羊水染色体检测、物理诊断等技术手段,早发现、早诊断和及早采取措施。

(3)三级预防:对已出生的缺陷儿进行有针对性的治疗。

怀孕常见的 3 个误区你避开了吗

误区一:孕早期不去医院检查。有些孕妇怕早期做 B 超对胎儿有影响而迟迟不去产检。其实,孕早期是筛选高危妊娠、降低孕产妇死亡率和围产期死亡率的关键时期,妊娠 12 周内应到医院做详细检查。

误区二:水肿不能多喝水。孕期出现的水肿多为生理性水肿,与肾炎造成的水肿不同,不用限制饮水。相反,孕期水肿还应多喝水,促进多余的水分和胎儿代谢废物有效地排出。可适当多吃一些利水消肿的食物,如冬瓜、赤小豆、绿豆等,尽量不吃腌菜、咸肉等高盐食物。减少双腿下垂的坐姿,把腿平放在沙发或床上,或睡前把双腿抬高15～20分钟,也有利于缓解孕期水肿。

误区三:孕吐都很正常。许多孕妇认为,孕吐是正常现象,不用特殊治疗。但是,如果早孕反应严重,呕吐频繁,甚至不能进食,呕吐物中出现胆汁或咖啡样物质时,就需要去看医生了。这种严重的孕吐反应,称为"妊娠剧吐",严重时会导致孕妇脱水,甚至发生抽搐、昏迷,损害孕妇及胎儿健康。为缓解孕吐,建议孕妇饮食要清淡,多吃豆腐、鸡蛋羹等易消化的食物。白天少食多餐以防反胃,但也不可太饥饿,胃越空越容易诱发呕吐。适当做一些舒缓的活动,如散步、孕妇操等,不要因身体不舒服就整日卧床,这样反而会加重孕吐。

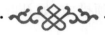

有哪些小妙招能缓解孕早期疲劳、嗜睡

孕前,小党是典型的夜猫子,不过晚上12点不睡,但自从知道怀孕,慢慢地成了超级瞌睡虫。每天吃过饭,待不到半小时,小党就跑回屋里要睡上一阵,晚上10点再起来洗漱,之后再接着睡,真不知道当时哪来的那么多的觉,还真能睡得着。那么,在孕早期有缓解疲劳、嗜睡的好方法吗?

怀孕以后,很多孕妇容易感到疲倦、嗜睡,整天昏昏欲睡,这种状态在孕早期和孕晚期最为明显。这其实是孕早期的正常反应之一,怀孕3个月后会自然好转。医学专家建议,此时的孕妇应想休息时候尽量休息,不必做太多事,尽可能地多休息,早睡觉。下面我们介绍一下缓解疲劳、嗜睡小妙招:①听音乐。这时可选择一些优美抒情的胎教音乐来听,调节情绪。②做适当的运动。孕妇可去安全、人流量少的场所散步,或在家里做一些孕妇体操,这样一来可促进新陈代谢,加快血液循环,还可使大脑处于兴奋状态,减轻疲劳感。③按摩。可用指尖按摩前额、太阳穴及后颈部,既可以缓解疲劳,又可以健脑养颜。最后还可以找闺蜜聊天，分散注意力，在愉快的聊天中，可以暂时忘却身体的不适；自己动手制作一些小玩具、小娃娃给即将出生的宝宝，这样孕妇不仅不会感到疲劳，相反还会觉得乐此不疲。

孕期妈妈休息时要注意什么呢

孕期妈妈易感到疲劳、嗜睡，但也不能无限制地睡觉，每天应保持在8～9小时的睡眠，中午最好也休息1个小时。睡觉时，要注意保暖，根据当时天气盖好被褥，以防着凉。孕妇可采用左侧卧位，可减轻子宫的右旋程度，保证机体供给胎儿充足的氧含量。孕妇休息的卧室窗户要经常打开，做到空气对流。室内可放置几盆绿色植物，不仅可以吸收室内二氧化碳，保持室内空气清新，还能让孕妇每天都能保持好心情。晚上睡觉前，可用热水泡脚，一来可有效缓解压力，二来在寒冷的冬、春季节，也可预防感冒。

孕期如何保护好你的乳房

孕妇早期会感到乳房刺痛、膨胀和瘙痒感，这时乳腺之间有许多纤维组织开始生长，是乳房逐渐变大的结果。这是孕早期的一种正常生理现象。孕妇可以采用热敷、按摩等方式来缓解乳房的不适。可每天轻柔地按摩乳房，切不可挤压，睡觉时可侧卧或仰卧，切忌俯卧时使乳房受压。要勤洗澡，穿宽松棉质内衣，忌穿过紧的内衣，过紧的内衣影响乳腺发育，严重者会造成腺管阻塞，使产后乳汁排出不畅，导致乳腺炎。如果发现有乳头内陷，可用手轻轻外拉把乳头捏出来。如果有异常的疼痛或有外形的改变，要及时就诊乳腺科，以免耽误病情。

孕期腹痛、阴道出血一定要药物保胎吗

胡花,女,32岁,自由工作者,因停经56天,阴道间断少量出血3天来我科就诊。患者诉自己年龄较大,好不容易怀孕了,现在阴道流血,是否要流产了,请大夫无论如何要给自己保胎。进行了相关检查后,我告诉她,回去后尽量卧床休息,放松心情,不用特殊保胎药物治疗,这可能是早期受精卵着床时,子宫内膜毛细血管破裂时的一种生理反应,可暂且不用过多焦虑。但她仍然很担心,强烈要求开些保胎药物。

那么针对孕早期,有腹痛、阴道流血的孕妇,是否一定要药物保胎呢?

很多孕妇怀孕后,会时常说小腹时有抽动、胀痛等症状,这主要是因为怀孕后子宫慢慢增大,会压迫到邻近的组织和器官,加上骨盆腔充血,会造成腹部不适,孕妇时常会感到小腹胀痛、隐痛。如果疼痛程度轻微的话,可以不用管它,也不用服药。但如果有以下情况,则不能轻视:腹痛伴有阴道流血,可能是先兆流产、宫外孕破裂等危险情况;若伴有尿频,可能是患有尿路感染;若有剧烈腹痛,孕前彩色B超提示有卵巢囊肿,可能是卵巢囊肿破裂或蒂扭转;若伴有上吐下泻,可能是患有肠胃炎。那么孕期阴道见红一定是异常的吗?答案是否定的。有个别孕妇在孕早期,甚至孕3~4个月内会按期出现少量流血,而不影响胎儿发育,这种现象中医学称之为"盛胎、垢胎",属正常现象。这可能是早期受精卵着床时,子宫内膜毛细血管破裂时的一种生理反应,可暂且不用过多焦虑。但若阴道出血较多,要及时就诊,弄清出血原因,不可在家盲目等待观察。因为一旦发现先兆流产迹象,越早保胎,保胎成功率就越大;若是宫外孕,及时手术或保守治疗,争取保住输卵管,以防宫外孕破裂影响生命。所以,一旦发现腹痛、阴道出血,不可紧张,但也不可盲目等待观察,要及时就诊,听

取医生建议。

什么是早孕反应

　　怀孕早期的妇女会出现食欲不振，厌食，轻度恶心、呕吐，头晕等反应，这就是孕妇早期特有的生理反应。早孕反应一般会在怀孕 6 周出现，在第 9～11 周最为明显，因为这个时期是绒毛膜促性腺激素分泌最旺盛的阶段。早孕反应一般在孕 12 周会自行缓解或者消失，但也有部分孕妇会持续到生产。多数孕妇都能够适应这个时期的特殊反应，对自己的工作和生活不会产生过多的影响，所以无须特殊治疗。之所以会有早孕反应，一是孕期分泌的绒毛膜促性腺激素刺激了呕吐中枢；另一个是部分孕妇的心理原因，这在初次怀孕的孕妇中较明显。专家研究认为：怀孕时，支配内脏的自主神经短暂地丧失了均衡，所以才会有早孕反应。加上初产妇对怀孕知识的了解较少，心理压力大，容易紧张，情绪会反复无常，一旦遇到不高兴的事情，食欲就会降低或开始呕吐。

如何减轻妊娠呕吐呢

　　多数孕妇都能平稳地度过这一时期，但也有一部分孕妇被早孕反应所困扰，严重影响了生活和工作。下面提供几点预防或减轻早孕反应的方法：首先要了解相关的孕育知识，明白早孕反应是整个孕期的一个必经阶段，孕育生命本身就是一个苦乐相伴的过程，要有"不经历风雨，怎么见彩虹"的心态。其次是做自己喜欢的事情，选择喜欢的食物。可为宝宝做小衣服、绣十字绣，将注意力集中于一点，切不可整日情绪低落，甚至有厌烦的情绪，这样不仅会加重早孕反应，也不利于胎教。最后是家人无微不至的关心。女性怀孕后无论从身体上还是心理上都有一个很大的变化，变得比较脆弱、敏感，加上对孕期知识的较少了解，一旦有了早孕反应，身体的不适会加重自己情绪的变化。如果这时能得到家人的关心和体贴，尤其是老公无微不至的关怀，相信每个孕妇都会轻松愉快地度过妊娠反应期。

出现妊娠剧吐，要及时就医吗

一般的早孕反应是不会影响胎儿发育的，但如果是妊娠剧吐就不一样了。妊娠剧吐发生于妊娠早期至妊娠 16 周之间，多见于年轻初孕妇。一般停经 40 日左右出现早孕反应，逐渐加重，直至频繁呕吐，不能进食。呕吐物中有胆汁或咖啡样物质。严重呕吐可引起失水及电解质紊乱，并动用体内脂肪，使其中间产物丙酮聚积，引起代谢性酸中毒。患者体重明显减轻、面色苍白、皮肤干燥、脉搏弱、尿量减少，严重时出现血压下降，引起肾前性急性肾衰竭。

出现妊娠剧吐首先要让孕妇保持身心平衡，注意饮食，吃些清淡营养的食物，做到少量多餐。如果呕吐导致身体虚弱，严重缺水，尿中有酮体甚至蛋白出现，身体水电解质紊乱，那么就应该住院进行治疗，给以葡萄糖、盐水、氨基酸、维生素等营养物静脉滴注，以迅速缓解症状。如果妊娠剧吐持续不缓解，常规治疗无效，出现持续黄疸、持续蛋白尿、体温升高，持续在 38℃以上，心动过速(≥120 次/分)，伴发韦尼克-科尔萨科夫综合征(Wernicke 综合征)等危及孕妇生命时，需考虑终止妊娠。所以出现妊娠剧吐，不可小视，要及时就医。

怎样应对怀孕的白带变化

怀孕的白带增多可能会给你带来一些不便。你可以适当使用卫生护垫，但是不要使用内置式卫生棉条。在咨询医生之前，建议你不要使用阴道栓剂或采用阴道灌洗的办法来减少阴道分泌物，这有可能会给你腹中的宝宝带来潜在的威胁。你可以用温水冲洗外阴，尽量保持外阴的清洁卫生。此外，怀孕后，你最好选择宽松的内衣，纯棉等自然材质会让你感觉更加舒适。这有助于你保持外阴的干燥，减少感染的发生。

孕妇能开车吗

现在不少孕妇都是有车一族，一般来说，孕妇开车本身不会对胎儿有很大的影响。但如果开车时间长达 8 小时，长时间固定在车座上，孕妇盆腔和子宫的血液不能得到很好的循环，加之如果孕妇是新手司机的话，开车时高度集中，有紧张、焦虑等不良情绪，这样不利于胎儿的生长发育。如果遇到急刹车，方向盘容易冲撞到腹部，引起破水。所以孕妇最好不要开车。如果必须要开车出行的话要注意几点：①避免时速过快，不能超过 60 千米/时。②避免紧急刹车。③不要在高速公路上行驶，因为高速公路上的车时速都很高。④开车时系好安全带，最好备双软拖鞋，因为长时间开车，容易双下肢水肿。

怀孕后还能化妆吗

爱美是每个女人的天性，孕妇也不例外。妊娠以后，由于激素分泌的关系，皮肤容易失去光泽，变得粗糙，看上去不够健康。所以孕妇可以进行简单的皮肤护理，这样一来既能滋润皮肤，孕妇每天也能保持一个愉悦的心情。但是孕妇在进行保养化妆时需要注意的问题有：选择护肤品一定要使用天然的产品，最好是孕妇专用护肤品，市场上多数化妆品含有化学成分较多，对孕妇及胎儿都有一定的影响；要经常洗头、洗脸；外出活动时，一定要做好防晒，可适当地涂些防晒霜，以防晒伤。孕妇是禁止涂指甲油的，因为指甲油中多含有乙酯、丁酯、苯二甲酸等化学溶剂，这些化学溶剂对人体是有一定毒害的。而口红是由各种油脂、蜡质、颜料和香精等成分组成，孕妇涂抹口红以后，空气中的有害物质容易吸附在嘴唇上，并随着唾液侵入体内，进而使腹中胎儿受到损害。所以为了孕育一个健康的宝宝，孕妇要爱美有度，尽量不要浓妆艳抹。

孕妇如何洗浴好呢

妊娠期母体各系统会发生一系列变化,孕妇的汗腺和皮脂腺分泌旺盛,导致孕妇大量出汗,阴道分泌物增多。因此,孕妇要经常洗澡,清洁身体,以防细菌感染。虽说洗澡是小事,但如果孕妇不注意洗澡的一些细节,会对孕妇和胎儿造成不利的影响。孕期妇女主张洗淋浴,淋浴既能防止洗浴液流进阴道,导致上行感染,又可随时调节水温。此外,洗澡时间不能太长,以 10~20 分钟为宜。如果时间太长,皮肤表面的角质层易被水软化,导致病菌侵入,而且容易产生头晕、心慌等现象。注意以上细节,孕妇就能给自己洗一个安心、健康、快乐的澡。

胎教是什么? 什么时候进行胎教最合适

胎教,广义上讲是在妊娠期间,孕妇除了要重视自身的健康和营养外,还要重视周围环境的影响,努力培养积极的心理状态和情绪体验,以便让胎儿在宫内环境受到良好的感应,使其出生后健壮聪明。狭义上讲胎教是指通过一定的手段,如与宝宝对话、听柔和的音乐、抚触孕妇腹部等对胎儿进行早期的教育。通过有意识的健康胎教生出的宝宝明显具有不爱哭、喜欢笑、不认生、语言接收能力和理解能力较强等优点。既然进行胎教有这么多好处,那么什么时候进行健康的胎教最合适呢? 一般怀孕 4 个月后,就可以对宝宝进行胎教了,因为 4 个月后的宝宝已经能听到子宫以外的声音了。每天早晨起床后、晚饭前或临睡前进行胎教较合适,每次胎教不宜过长,5~10 分钟既可。但也不拘泥于这个时间,孕妇有时间都可对胎宝宝进行胎教,健康的胎教对宝宝的性格也有一定的影响。

孕妇多吃鱼有哪些好处? 应该注意什么

鱼是我们生活中常吃的食物,营养价值高,鱼肉蛋白质含量丰富,85％～90％为人体需要的各种必需氨基酸,并且鱼中脂肪含量不高,且多为不饱和脂肪酸,因此95％左右可被人体消化吸收。尤其是鱼中不饱和脂肪酸的含量高达70％～80％,这些对胎儿的脑及神经系统的发育非常有好处。此外,鱼类的肝脏中还含有丰富的维生素A、维生素B、维生素D。但是,孕妇吃鱼的同时,也有一些问题要注意,近些年,海洋污染严重,许多鱼肉中残余的重金属汞会威胁到胎儿的神经系统发育。所以,吃鱼的时候,要避免旗鱼、方头鱼等含汞量高的鱼类。还有就是,孕妇吃鱼的同时,是不能吃鱼油的,因为鱼油会影响人体的凝血功能,吃多了会有出血的可能。孕妇多吃鱼,但不能乱吃鱼。

孕妇多喝牛奶有哪些好处

怀孕后要摄入足量的营养,如蛋白质、糖、脂肪等。蛋白质是人体重要的营养素,参与构成胎儿的组织和器官,还能增强母体的抵抗力,维持胎儿的脑发育。牛奶中含有丰富的优质蛋白质,其消化吸收率可达98％～100％。孕妇每日喝500毫升牛奶方可满足机体对蛋白质的需求。牛奶中还含有很多的维生素和矿物质,含钙特别多,约为1 000毫克/升,且吸收率高达70％左右。多喝牛奶对于孕中期的孕妇还能预防小腿抽筋。由此可见,牛奶是孕妇生活必需的,对提高孕妇及胎儿的营养水平有很好的帮助。

孕期偏食、挑食的害处有哪些

我们都知道孕期要有足够的营养,但有些孕妇由于早孕反应,出现厌食、挑食的情况,这样一来,获得营养物质就有所偏差。因为孕妇的饮食必须富含各种营养素,营养搭配合理,饮食均衡,既不能不足,也不能过剩。营养不良可能会导致胎儿发育迟缓或胚胎停育,甚至流产,如贫血或骨质软化症等,这类情况,母体不能为胎儿生长发育提供所需营养物质,还会导致宝宝出生后瘦小、先天不足,以致多病、喂养困难,甚至智力低下,成为人们所说的低能儿。营养过剩也可能导致巨大儿及各种并发症,造成难产。如过量吃鸡蛋,会出现腹胀、眩晕、四肢无力等症状,甚至可导致昏迷,现代医学称这类症状为蛋白质中毒综合征。所以,合理的营养应当使饮食在质和量上都能满足孕妇需要。同时,注意饮食的多样化,做到粗粮、细粮搭配,荤素搭配,既不能偏食,也不能挑食。

孕妇吃什么让宝宝更聪明呢

各位孕妇,孕期饮食除了营养全面外,多吃以下补脑食物,可促进胎儿脑部发育,让你的宝宝更聪明:深色绿叶菜、鱼类、大蒜、鸡蛋、豆类及豆制品、核桃、芝麻、柠檬(提高接受力)、菠萝(提高记忆力)和香蕉(提高创造力)。

孕妇吃哪些水果更好呢

(1)柠檬:帮助钙吸收、降血压、健脾开胃、祛暑安胎。
(2)香蕉:消除水肿、稳定血压、保护肠道。
(3)大枣:益智健脑、养血安神、增强免疫力。
(4)火龙果:美容养颜、减肥、抗衰老。
(5)木瓜:舒筋活络、软化血管、美容养颜、调理肠胃。
(6)板栗:补充叶酸等。
(7)橙子:补充维生素 C。

孕妇不能吃的水果有哪些

山楂既是一种食物,也是一种常用中药,有消食化积的作用。怀孕后妇女常常喜欢吃酸的食物,所以有的孕妇就把山楂列为首选。殊不知,山楂还有行气散瘀的作用,如孕妇吃山楂可能会引起流产。胎动不安和胎漏的患者应忌吃西瓜,早孕反应较重的应忌吃荔枝和龙眼肉。龙眼肉也叫桂圆,是养血安神、润五脏的食疗佳品。但由于桂圆性甘温,内有痰火者及阴虚体质不宜常服用。俗称"产前一盆火，产后一盆冰"，多数孕妇早期热像多，有口干、大便干结等症状，如果此时再吃些性热的桂圆，不但不能起到补益作用，反而会增加内热，容易发生血热型胎动不安、胎漏。

孕妇为什么宜多吃板栗

板栗富含蛋白质、氨基酸、叶酸、脂肪、碳水化合物、钙、磷、铁、锌以及多种维生素等营养成分，有健脾养胃、补肾强筋、活血止血之功效。孕妇常吃可健身壮骨、利于骨盆发育，消除疲劳和水肿，缓和情绪，能促进胎儿发育，预防流产、早产，增强生殖功能，有助孕妇预防妊娠纹的出现。

孕期吃水果要注意什么

（1）饭后不宜立即吃水果：饭后立即吃水果会造成胀气和便秘，应在饭后半小时或饭前 1 小时吃水果。

（2）吃水果后应及时漱口：有些水果中含有多种发酵糖类物质，对牙齿有较强的腐蚀作用。如果吃水果后不及时漱口的话，口腔中的水果残渣容易造成龋齿。

（3）吃水果时忌用菜刀削皮：日常生活中，我们常常用菜刀切生肉、鱼、生菜等，这些菜中常会含有一些寄生虫或寄生虫卵。如果我们再用菜刀切水果，会把这些虫卵或寄生虫带到水果上，孕妇吃后造成危害。

（4）吃水果要适量：水果除了含有维生素、膳食纤维外，还含有较多的糖分，多吃极易造成热量积聚，导致肥胖，甚至妊娠糖尿病。近些年，孕妇因多食水果导致妊娠糖尿病的例子屡见不鲜。妊娠期糖尿病容易生巨大儿，分娩时容易发生大出血，产后体形也很难恢复。一般来说，孕妇每天摄取 500 克水果就能补充身体需要了。

孕期补充各种营养的时间表是什么

0～8 周：补叶酸，防畸形。

9～12 周：补镁和维生素 A。

13～16 周：补碘，胎儿甲状腺工作需要。

17～20 周：补维生素 D 和钙。

21～24 周：补铁。

25～28 周：补食物纤维，防便秘。

29～32 周：补不饱和脂肪酸。

33～36 周：补蔬果。

37～40 周：补维生素 B_{12} 和维生素 K。

孕妇如何吃才能保证营养

孕妇每天 150～250 克主食，少量多餐，三正餐＋三加餐；宜清淡，少盐少糖少油；保证每天 500 克绿叶菜＋2 个水果＋1 个鸡蛋＋250 克牛奶＋100 克瘦肉；每周 2 次深海鱼。此外，每天需饮用 1 500 毫升白开水。

孕期为什么说"早餐吃好，晚餐吃少"

我们常常说"早餐吃好，中午吃饱，晚餐吃少"这种生活模式最健康，那么对孕妇也是如此。有些孕妇因为工作忙，早餐常常不吃，这对身体是很不利的。因为孕妇通常是一个人吃，两个人吸收，这样一来也是饿了胎儿，不利于胎儿的生长发育。通常上午工作量较大，所以保证工作前摄入充足的营养，才能保证身体需要。但是到了晚上呢，就大吃特吃，这样对健康也是不利的。因为晚饭后人的活动有限，夜晚人体对热量和营养物质的需求也不大，如果晚饭吃得过饱，营养摄入过多，会增加胃肠负担，也不利于消化食物。所以，孕期也要遵循"早餐吃好，晚餐吃少"的科学生活模式。

哪 18 种食物可能会致流产呢

引起孕妇流产的食物：①螃蟹。②甲鱼。③薏米。④马齿苋。⑤罐头食品。⑥菠菜。⑦巧克力。⑧山楂。⑨猪肝。⑩久存的土豆。⑪热性作物。⑫味精。⑬桂圆、荔枝。⑭石榴。⑮腌制酸菜。⑯浓茶。⑰咖啡和可乐型饮料。⑱饮酒。

孕期为什么尽量不戴隐形眼镜

怀孕期间，由于内分泌的变化，孕妇的眼角膜组织轻度水肿，角膜中心的厚度增加，如果此时佩戴隐形眼镜，更加重了角膜的缺氧，易于发生角膜损伤。此外，泪液分泌减少，眼睛变得干涩，不易带上，带上隐形眼镜后，常感有异物感、眼干、磨眼而不舒服。还有就是孕妇角膜厚度也会发生一些变化，视力度数也会较孕前不同，需要更换屈光度大小合适的镜片。如果孕妇因工作需要必须带隐形眼镜的话，应减少佩戴时间，同时也应注意眼的卫生保健，也可以转戴普通眼镜。

孕妇如何选择正确的睡姿

孕早期，胎儿生存的环境——子宫仍在母体盆腔内，孕妇此时主要采取舒适的体位，仰卧位、侧卧位均可。但禁趴着睡或搂抱一些东西睡觉等。但随着胎儿一天天的成长，孕妇的肚子也越来越大，就要注意睡觉的姿势了，不然会影响到胎儿的生长发育。孕中期以后，孕妇子宫的重量也在慢慢增加，如果孕妇还像早期那样仰卧睡眠，子宫的重量也就压在下腔静脉和腹主动脉上，如果这两条血管长期受到压迫，就会导致血流不畅，这样一来，对孕妇或胎儿都是不利的。孕中期以后孕妇可采用左侧卧位，这样既可减少对腹主动脉的压迫，降低胎儿缺氧的概率，也能减轻下腔静脉的压迫，使回心血量增加。

孕妇为什么要写妊娠日记呢

细心的孕妇会写妊娠日记，记录宝宝成长的点点滴滴及孕期所发生的与孕期保健有关的事情。一本妊娠日记记录了孕妇的爱和宝宝的成长过程，也给孕期生活带来很多乐趣，更会留下一些美好的回忆。那么妊娠日记有哪些是必须要记录的呢？首先是末次月经的日期，这是用来推算预产期、早孕反应的起始和消失的日期，这可以帮助月经不规律的孕妇来推算预产期。其次是胎动的日期和每日胎动的次数，如果有出血，要记录出血量及持续时间，有无腹痛等情况。最后要记录孕期有无患疾病，服药情况，是否接触有毒物质及放射线，孕期所有检查结果也应保存完整。这些记录既可帮助孕妇掌握孕期活动及变化，让初次怀孕的女性，每天都能感觉到变化，每天都有欣喜感和兴奋感，也是母爱的一种体现，更能使医务人员全面地了解孕妇在妊娠期间的生理及病理状态，为以后生产提供可靠的依据。

孕早期为何要禁性生活

一旦确定怀孕，医生都会告知夫妇双方头3个月要禁性生活。因为妊娠头3个月胚胎正处于发育阶段，胎盘和母体子宫壁之间的连接还不够紧密，如果此时进行性生活，子宫兴奋收缩，盆腔充血，极易导致流产。所以，为了宝宝健康，怀孕早期应禁性生活。

孕妇为何要少用电磁炉、电吹风等电子产品

电磁炉、电吹风、电热毯等电子产品方便了我们的生活，但对于孕妇，却又不能不减少对这些电子产品的使用。因为这些产品都会产生电离辐射，影响胎儿发育。尤其是电吹风，电吹风某些部件是由石棉做的，吹出的热风中有石棉纤维粒，可通过呼吸道和皮肤进入血液，经胎盘循环进入胎儿体内诱发胎儿畸形。据统计，经常使用电吹风的孕妇，胎儿畸形的发生率要比正常孕妇高1倍以上。吹风机工

作时会形成电磁场,电磁场的微波辐射对孕妇和胎儿都不利。所以,孕妇要少用这些电子产品,或用其他用品替代。

孕妇为什么容易患阴道炎？ 能治疗吗

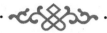

> 小马怀孕4个月了,近几日突然感觉私处瘙痒,用手抓过之后,瘙痒更厉害了,同时伴有豆腐渣样白带。当医生告诉她得了阴道炎时,她很紧张,担心阴道炎影响胎儿。

那么怀孕后女性,为什么容易患阴道炎呢？怀孕以后胎盘产生大量的雌激素和孕激素,使阴道上皮细胞的通透性增强,造成阴道分泌物增多,而且还改变了阴道的酸碱度,加之孕妇抵抗力降低,容易发生阴道炎。那么,如果患了阴道炎,阴道分泌物增多,色黄,伴有外阴瘙痒等其他症状,孕妇们就不能等待,要及时治疗了,以防阴道炎症上行感染至宫腔,导致胎儿宫内感染,增加了早产的机会。这个时候,孕妇可用碳酸氢钠片稀释冲洗阴道,每日清洗外阴,如果症状不能改善,要及时就医。千万不能盲目地用碱性肥皂、高锰酸钾冲洗。

孕妇春季要注意什么

(1)防水痘:春季高发,孕妇抵抗力低,一旦感染对胎儿极为不利。

(2)防风疹:春季发病为主,会导致胎儿畸形、早产或胎儿死亡。

(3)防紫外线:春季天气干燥,孕妇皮肤更易干燥、脱屑,同时春季紫外线强,要预防面部皮炎。

(4)防甲型流行性感冒:孕妇是甲型流行性感冒的高危人群,且易出现并发症,要特别重视。

孕期能拔牙吗

怀孕前要做好口腔和牙齿的检查,孕期不适合拔牙,因为孕早期,胚胎处于发育和形成的关键时期,脑神经与心血管系统、五官、牙齿等器官都在这个阶段成形,最易受外界干扰导致胚胎发育不良。若因拔牙所受的X线辐射或服用药物不当,都会导致流产或胎儿畸形。所以,如不是牙齿出现紧急情况,医生不建议进行拔牙或其他侵入性治疗。

孕早期不慎接触了放射性、致畸药物怎么办

许多育龄期妇女在不知怀孕的情况下,感染了病毒,接触了放射线,服用了孕妇禁服的有可能导致胎儿畸形的药物。这个时候,很多夫妇都会很焦虑,担心药物、病毒、射线会对胎儿不利,在保留和放弃之间纠结。其实这个时候,首先要保持冷静的头脑,不能一味地往坏处想。有害物质的致畸作用及其大小与受孕天数有很大的关系,一般来说,受精后2周之内是安全期;2～4周内可产生致畸反应;4～6周对致畸药物刺激是最敏感时期,是产生先天性畸形的关键时期;妊娠3个月以后,对外来刺激相对小了一些,致畸的危险性越来越小。所以这个时候,夫妇双方应冷静下来,请专科医生分析生育畸形儿的风险,然后再做出是否继续妊娠的决定。

NT值指的是什么? 多少是正常的呢

NT值指的是胎儿颈部透明带,是唐氏综合征的早期筛查方法之一。所谓的颈部透明层是指胎儿颈后皮下组织液内液体积聚的厚度,反映在声像图上,即为胎儿颈后皮下组织内的无回声层。如其厚度增加,发生胎儿异常的可能性也增加。由于颈部透明层的变化与孕周关系密切,故对测量颈部透明层的孕周已做出了严格规定,即限制在妊娠10～14周时进行检测。在妊娠14周后很多颈部透明层增

厚的病例，其增厚改变可逐渐消退。仅少数颈部透明层呈极度增厚或已形成颈部水囊瘤者，声像图上仍能继续观察到其增厚改变。但是，增厚改变的严重程度可能较前大为减轻。其临界值为 2.5 毫米，如果过大则是不正常的，可于 15～20 周抽血进行唐氏筛查再次确诊，或结合其他检查。

何为唐氏综合征产前筛选检查？ 何时做该项检查最好

唐氏综合征产前筛选检查（简称唐氏筛查）是一种通过抽取孕妇血清，检测母体血清中甲胎蛋白、HCG 和游离雌三醇的浓度，并结合孕妇的预产期、体重、年龄和采血时的孕周等，计算生出先天缺陷胎儿的危险系数的检测方法。目的是通过化验孕妇的血液，结合其他临床信息，来综合判断胎儿患有唐氏综合征的危险程度。如果唐筛检查结果显示胎儿患有唐氏综合征的危险性比较高，就应进一步进行确诊性的检查——羊水穿刺检查或绒毛检查。

筛查时间：最佳时间是孕 15～20 周。

检查前的准备：做唐氏筛查时不需要空腹，但与月经周期、体重、身高、准确孕周、胎龄大小有关，最好在检查前向医生咨询一下。

为什么要做唐氏筛查

唐氏筛查是检查唐氏综合征很有效的方法，任何孕妇都有可能怀上唐氏综合征的胎儿。过去认为：年龄＞35 岁的是高危人群，概率会随着孕妇年龄的递增而升高，认为 80% 的唐氏综合征发生在年龄＞35 岁的孕妇当中。唐氏筛查建议每一位孕妇都要进行唐氏筛查，做到防患于未然。检查血清甲胎蛋白、HGG 还可筛查出神经管畸形、18 三体综合征及 13 三体综合征的高危孕妇。

哪些孕妇要做羊水穿刺？ 何时做羊水穿刺最佳？ 有风险吗

羊水穿刺检查是产前诊断的一种方法，一般适合中期妊娠的产前诊断。羊水存在于羊膜腔内，受精卵于受精第 7 天形成羊膜腔，开始产生羊水，妊娠 12 周时羊水量为 50 毫升，20 周时为 400 毫升，36～38 周时为 1 000～1 500 毫升，接近预产期羊水量稍有下降。有下列情况者可行羊水穿刺：①唐氏筛查结果提示高危者。②以前生育过出生缺陷儿的孕妇。③孕妇本人或丈夫是出生缺陷儿者。④家族中有出生缺陷分娩史的孕妇。⑤年龄在 35 岁或 35 岁以上的孕妇。⑥需要测定胎儿性别的孕妇。⑦需要行亲子鉴定的孕妇。

最佳穿刺抽取羊水时间是妊娠 16～20 周，因为这时胎儿小，羊水相对较多，胎儿漂在羊水中，周围有较宽的羊水带，用针穿刺抽取羊水时，不易刺伤胎儿；抽取 20 毫升羊水，只占羊水总量的 1/20～1/12，不会引起子宫腔骤然变小而流产。但任何一

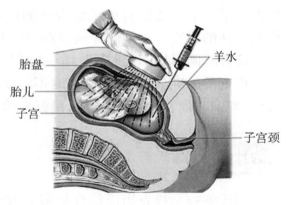

胎盘
胎儿
子宫
羊水
子宫颈

羊水穿刺

项检查都是有风险的，一般来说，导致胎儿流产的概率不超过 1％。羊水穿刺检查也可用于胎儿性别之测定、畸形胎儿之测定、胎儿羊水亲子鉴定检测、胎儿唐氏综合征。

哪些孕妇要做妊娠期糖尿病筛查

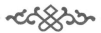

今年 27 岁的小刘，已经怀孕 4 个多月了。产检的时候，听到其他孕妇说在第 24～28 周要做妊娠期糖尿病筛查，还要空着肚子抽好几管的血呢。小刘从小就晕血，所以很担心这项检查。她想问问，家里没人得过糖尿病，自己的年龄也不大，这项检查是否可以不做呢？

医生给她的建议是，这个妊娠期糖尿病筛查必须做！孕妇能否及时采取安全有效的控糖方案将直接影响自身和胎儿的健康，所以必须要及时发现，及时治疗。高龄孕妇、有糖尿病家族史的确是妊娠期糖尿病的高危因素，但并不意味着年轻的、没有糖尿病家族史的孕妇就不会得妊娠期糖尿病。其实从近几年临床来看，不到 30 岁的孕妇被查出妊娠期糖尿病的也不在少数。

孕期体重都长在哪儿了

一般孕期体重增长 10～12.5 千克，主要是血液组织液，约 3 千克，胎儿约 3.5 千克，子宫及乳房约 2.5 千克，胎盘约 0.5 千克，羊水约 0.5 千克。最初 3 个月体重增长不明显，但在怀孕中期，体重会明显增加，一般会增加 7～9 千克。到最后 3 个月，体重增加速度会稍慢，每个月增加约 1 千克。

什么是羊水？ 羊水从何而来

所谓羊水，是指怀孕时子宫羊膜腔内的液体，在整个怀孕过程中，它是维持胎儿生命所不可缺少的重要成分。在胎儿的不同发育阶段，羊水的来源也各不相同。在妊娠第一个三月期，羊水主要来自胚胎的血浆成分；之后，随着胚胎的器官开始成熟发育，其他诸如胎儿的尿液、呼吸系统、胃肠道、脐带、胎盘表面等，也都成为羊水的来源。临床上是以300～2 000毫升为正常范围，＜300毫升为羊水过少，＞2 000毫升为羊水过多，这两种情况都会影响到胎儿的正常发育。

羊水有什么作用呢？ 从羊水颜色如何了解孕期情况

●在妊娠期，羊水能缓和腹部外来压力或冲击，使胎儿不至于直接受到损伤。

●羊水能稳定子宫内温度，而不至于有剧烈变化。在胎儿的生长发育过程中，胎儿能有一个活动的空间，因而，胎儿的肢体发育不至于形成异常或畸形。

●羊水可以减少妈妈对胎儿在子宫内活动时引起的感觉或不适。

●羊水中还有部分抑菌物质，这对于减少感染有一定作用。

●在分娩过程中，羊水形成水囊，可以缓和子宫颈的扩张。

●在臀位与足位时，可以避免脐带脱垂。

●在子宫收缩时，羊水可以缓冲子宫对胎儿的压迫，尤其是对胎儿头部的压迫。

●破水后，羊水对产道有一定的润滑作用，使胎儿更易娩出。

羊水的颜色随孕周增加而改变：足月以前，羊水是无色半透明或呈淡黄色样；足月时因有胎脂、胎儿皮肤脱落细胞、毳毛、毛发等混悬其中，羊水则呈轻度乳白色并混有白色的絮状物。如果羊水是黄绿或深绿色提示：胎儿窘迫现象。棕红色或褐色提示：胎死宫内。羊水呈金黄色提示：母子血型不合溶血所致羊水胆红素过高。羊水呈黏稠黄色提示：过期妊娠，胎盘功能不全等。如果羊水是浑浊脓性或有臭味则提示：宫腔感染。

孕妇做运动为什么能提高孩子的智商

研究发现孕妇多做运动婴儿智商更高，强调了母亲的重要作用，而父亲影响非常小。每天做 30 分钟运动的孕妇生出的宝宝比每天都坐着的孕妇生出的孩子智商高出八个点。

研究还表明,妇女怀孕时,脸上一直洋溢着即将做母亲的幸福微笑,生的宝宝都很漂亮,这就是孕妇好心情起的作用。为什么心情会影响长相?情绪变化与内分泌有关,情绪紧张或激动时,体内一种叫乙酰胆碱的物质释放增加,会促进肾上腺皮质激素分泌增多。遗传是基础,好心情加分,为了孩子要天天快乐哦。

孕妇的肚皮不可随意抚摸

女性怀孕不到 36 周,千万不要频繁摸肚皮,这样会引起子宫收缩,可能导致胎儿早产。不当手法还可造成脐带绕颈、胎位不正。专家推荐以下 3 种方法抚摸:①来回抚摸法;②触压拍打法;③推动散步法。

孕妇为什么会有黄褐斑、妊娠纹

有的女性在怀孕 4 个月以后,鼻梁、双颊会出现茶色色斑,呈蝴蝶形,俗称蝴蝶斑,医学上称黄褐斑。它的出现主要是孕期内分泌的改变导致皮肤中黑色素细胞功能增强。这属于妊娠中的一种生理性变化,一般多在分娩之后消失。但如果孕期遭受了强烈阳光照射,黄褐斑会永久固定下来。这时孕妇可多吃富含维生素 C 的蔬菜和水果。孕妇的腹部可见纵行、斜行的淡红色或紫色条纹,通常称为妊娠纹,这也是孕期的一种正常现象。它的出现主要是孕期 5 个月后,子宫日益增大,皮肤弹力纤维减弱,脆性增加,皮下毛细血管及静脉壁变薄、扩张,导致相应部位皮肤伸展、变薄,弹力纤维断裂,皮下血管的颜色透出。有些孕妇还会有局部的瘙痒感,产后妊娠纹的纹理逐渐变淡,呈银白色。

什么食物可以消除妊娠纹

●番茄含丰富的茄红素,其抗氧化能力是维生素C的20倍,防妊娠纹很强。注意番茄性寒,食用前先吃点其他东西。

●猪蹄含丰富的胶原蛋白质,能有效对付妊娠纹。但其脂肪含量较高,不要吃得过多。

●狝猴桃富含维生素C,能预防色素沉淀,有效减轻妊娠纹。但脾胃虚寒的孕妇不可多吃。

孕妇为什么会出现腿抽筋

很多孕妇在孕晚期会有小腿抽筋的现象,晚上较多发生,这主要是孕妇体重后期增加较快,腹部、双腿负荷量变大,另有许多上班族孕妇长期久坐、久站,容易造成局部血液不良,腿部肌肉经常处于疲劳状态,可发生小腿抽筋。加之怀孕后期对钙的需要量明显增加,如果孕妇缺钙一来会导致小腿抽筋,此外还会影响到宝宝的骨骼发育。孕妇晚上睡姿不正确,也会导致小腿抽筋。

预防小腿抽筋有妙招吗

第一,尽量不要使腿部肌肉过度疲劳,不要穿高跟鞋,选择穿着宽松的平底鞋,睡前可对小腿和脚进行按摩,坐时可将腿抬高,睡觉时腿不要伸得太直,侧卧时可在两膝间夹一软枕。

第二,平时可多吃些含钙及维生素D的食品,如牛奶、虾等,经常进行户外活动,接收日光照射,必要的时候要服用钙片和维生素D。

第三,一旦小腿有抽筋,不要害怕,将脚趾用力向上方,尽量把小腿抬高,使踝关节过度屈曲,一般会很快缓解。

孕期适当运动好处多吗

孕妇在妊娠期进行适当的运动,对母子健康都有很大的好处。

●可以调节孕妇的情绪。适当的运动不仅能缓解孕妇的疲劳状态,还可以增进孕妇的食欲,预防孕期便秘,使孕妇保持一种良好的心理状态。

●有利于胎儿的生长发育,适当的运动能促进孕妇身体血液的循环,给自己和胎儿提供良好的氧气供应,能刺激胎儿的大脑、感觉平衡器官以及循环系统和呼吸系统功能的发育。

●有利于分娩。适当的运动有助于预防孕妇肥胖,减轻体重增加带来的种种不适,减少妊娠水肿和高血压的发生,使胎儿和骨盆关节和肌肉得到锻炼,从而在分娩时顺利生出宝宝。

●可以帮助孕妇预防便秘和静脉曲张,腹部肌肉更有力量,使关节韧带变得柔软。此外,适当的运动也是一种很好的间接胎教,有助于使出生的宝宝形成积极向上乐观的性格。

孕妇总怀疑宝宝发育不正常怎么办

初次怀孕的女性对孕后发生的一切都是陌生的。会经常担心孩子会不会有什么身体的缺陷,担心自己过去接触的放射线或有毒物质会不会影响到胎儿的发育,尤其是曾生育过异常宝宝、有胚胎停止发育史的女性,这种焦虑会更加明显。一旦有了这种不良情绪,一来会影响到孕妇整个孕期的心情,加重自身的病情,还会影响到宝宝的健康成长。这时,孕妇可寻求相关医生,了解更多孕期及宝宝生长发育知识,并进行科学的孕期、产前围保检查来消除疑虑。下面介绍几种消除疑虑的小妙招:

第一,转移法。可听音乐、看书及做一些自己喜欢的事情,来转移注意力。

第二,社交法。可找闺蜜或其他亲戚朋友聊天,在她们中间寻求帮助,并充分享受友情、亲情的欢乐。

第三，告诫法。每个时段都要做相关检查，来排除宝宝发育异常，既然产前检查结果一切正常，那么出现宝宝发育异常的概率就很低，经常告诫自己："不要多想，宝宝肯定很健康！"

什么是胎盘？ 它有什么作用

胎盘是在胎儿生长发育过程中出现的附属组织，由羊膜、叶状绒毛膜(也称丛密绒毛膜)和底蜕膜构成。胎盘于孕第 13～21 周开始形成，孕 4 个月完全形成，足月胎儿的胎盘重量为 500～600 克，是胎儿体重的 1/6。胎盘重量超过 800 克以上，称为巨大胎盘。小于 400克者为胎盘过小。胎盘重量与胎儿体重的正常比例发生改变，一般均伴有疾病。没有胎盘胎儿无法存活，如果胎盘不正常胎儿也容易发生畸形。胎盘是胎儿与母体之间进行物质交换的重要器官，是胎儿和母体联系的重要纽带，所以胎盘的作用十分重要。其作用有以下几点：

第一，是母体提供给胎儿营养物质的重要通道。胎盘给胎儿提供各种营养物质，如糖类、蛋白质、脂肪、水分等，这些都是胎儿生长发育之必需。

第二，是母体和胎儿进行气体交换的通道。母体和胎儿之间氧气和二氧化碳通过胎盘进行交换。

第三，是胎儿排出废物的通道。胎儿代谢产生的废物，如尿素、尿酸等，都要经过胎盘进入母血，再通过母体排出体外。

第四，可以帮助胎儿抵御外来侵害。胎盘作为一道屏障，可阻止母体内的细菌、大分子等药物等进入胎儿体内。但一些病毒及小分子药物，还是可以通过胎盘感染胎儿。所以，要预防此类病毒及微生物侵袭。

第五，释放维持妊娠及促进胎儿生长发育的激素和酶。如绒毛膜促性腺激素、泌乳素、雌激素、孕激素等，这些均是维持妊娠并促进胎儿生长发育的重要激素。

小茜是一个初孕妇，35岁，妊娠34周，以无诱因、无腹痛、反复阴道大量流血，呈休克状态就诊。腹部检查：子宫软，无压痛，胎儿臀位，胎头高浮。入院后诊断为前置胎盘。

正常情况下，胎盘应附着于子宫体的后壁、前壁或侧壁上。但是在某种情况下，胎盘像小帽子那样附着在子宫颈内口的上方，恰好戴在胎儿的头上或臀部，这种情况称为前置胎盘。前置胎盘在妊娠晚期或临产时，可能发生无诱因的无痛性反复阴道流血，是妊娠晚期出血的主要原因之一，偶有发生于妊娠20周左右者。多见于经产妇，尤其是多产妇。B超可清楚看到子宫壁、胎先露部、胎盘和宫颈的位置，并根据胎盘边缘与宫颈内口的关系进一步明确前置胎盘的类型。

根据前置胎盘的位置，常分为三种类型：子宫颈内口全部被胎盘组织所遮盖，称为完全性（或中央性）前置胎盘；若子宫颈内口仅一部分被胎盘遮盖，称为部分性前置胎盘；若胎盘下缘恰恰在子宫颈内口边缘处，称为边缘性（或低位性）前置胎盘。

什么是胎盘早剥？如有胎盘早剥怎么办

正常位置的胎盘，在胎儿娩出前，部分或全部从子宫壁剥离，称胎盘早剥。胎盘早剥和胎盘前置都是妊娠晚期流血的主要原因。一旦险情发生，孕妇首先不能惊慌、情绪激动，医者应争分夺秒地让胎儿产出，只有在胎儿产出、胎盘跟着排出后，子宫才能迅速收缩

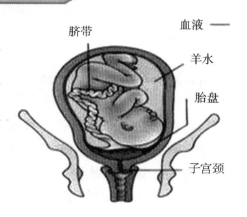

脐带　血液

羊水

胎盘

子宫颈

而止血。如果初产妇轻度胎盘早剥，宫口已开大，估计短时间内可迅速分娩，可在医生的严密监视下人工破膜后自阴道分娩。切忌拖拖拉拉，延误急救时机。

超声提示胎盘成熟度是什么意思

胎盘成熟度共分四级：0 级、1 级、2 级和 3 级。0 级胎盘未成熟；1 级标志胎盘基本成熟；2 级标志胎盘已经成熟；3 级标志胎盘已衰老。由于钙化和纤维素沉着，使胎盘输布氧气及营养物质的能力降低，胎儿随时有危险。

我们自己该如何判断呢？①妊娠中期（12～28 周）胎盘 0 级。②妊娠晚期（30～32 周）胎盘 1 级。③36 周以后胎盘 2 级（比较成熟）。④38 周以后胎盘 3 级（胎盘成熟，之后开始老化）。

胎动哪些事儿

胎动，指的是胎儿在子宫腔里的活动冲击到子宫壁的动作。胎动一般发生在第 18～20 周。胎动的次数多少、快慢强弱等表示胎儿的安危。正常明显胎动 1 小时不少于 3～5 次，12 小时明显胎动次数为 30～40 次。胎动正常，表示胎盘功能良好，输送给胎儿的氧气充足，胎儿在子宫内生长发育健全，很愉快地活动着。而胎动异常，则预示胎儿目前遇到了困难或危险。正常胎动是胎儿向母亲报平安的一封特殊"家书"，也是胎儿情况良好的一种表现。所以，孕妇要学会观察胎动。

为什么胎位会经常有变化

有些孕妇在产前检查时发现，胎儿一会儿是头胎，一会儿又是臀胎，然后又是头胎，胎位老是改变，令孕妇很是担心。胎位经常变化，是因为在妊娠 28 周前，羊水较多，子宫腔容积较大，而胎儿相对较小，胎儿在羊膜囊内的活动比较自由，不太受限制，因此胎位可能发生改变,不必担心,此时也不必纠正异常胎位。随着妊娠的进展,胎儿逐渐长大,特别是胎头增大,重量增加,靠重力作用,胎儿大多能转为头位,特别是32周后,羊水逐渐减少,胎儿活动受限,胎位不再会有较大的改变。有少数孕妇和经产妇,腹壁及子宫壁较松弛,羊水较多或胎儿偏小等,可能到预产期或接近分娩时,胎位还会变化,但不必担心,医生会矫正胎位的。

如何纠正胎位不正

想顺产最怕胎位不正,如孕30～34周胎位仍然不正,可通过以下矫正法:

(1)侧卧式:习惯左侧卧睡,可换右侧,7天1个疗程。

(2)膝胸卧位式:跪在床上,头挨床,胸部尽量与床贴紧,臀部抬高,大腿与小腿成直角。早、晚各1次,每次15分钟,7天1个疗程,再复查胎位。

(3)艾灸至阴穴:孕妇施灸前饮1 000毫升红糖热开水,然后取坐位或仰卧屈膝位,双下肢伸直,暴露两侧至阴穴,医者点燃艾条施灸于两侧至阴穴(足小趾外侧,距趾甲角旁0.1寸),使局部有温热感而无灼痛,时间为15分钟,每天1次,7天为1个疗程。

产期检查为什么要测宫高和腹围

孕妇想知道自己胎儿的发育情况,可进行宫高和腹围的测量。一般来说,孕22周以后,就可以测量宫高和腹围来了解胎儿发育情况了,这也是为什么产前检查时,医生必须要做这两个项目了。正常情况下,妊娠24周末,宫高平均24厘米,28周末平均为26厘米,36周末平均为32厘米,40周末则达到33厘米,孕妇可根据测的宫高进一步计算胎儿发育指数来了解胎儿是否有发育异常以及是否符合孕周。

子宫肌瘤对妊娠、分娩有影响吗

子宫肌瘤是女性生殖器官中最常见的一种良性肿瘤，也是人体中最常见的肿瘤之一，又称为纤维肌瘤、子宫纤维瘤。由于子宫肌瘤主要是由子宫平滑肌细胞增生而成，其中有少量纤维结缔组织作为一种支持组织而存在，故称为子宫平滑肌瘤较为确切，简称子宫肌瘤。按肌瘤与子宫肌壁的关系分为肌壁间肌瘤、浆膜下肌瘤、黏膜下肌瘤。子宫肌瘤合并妊娠的发病率占肌瘤患者的 0.5%～1%，占妊娠的 0.3%～0.5%。子宫肌瘤合并妊娠的实际发病率远较上述数字高，因子宫肌瘤小又无症状，在妊娠分娩过程中易被忽略。子宫肌瘤对妊娠及分娩的影响与肌瘤大小及生长部位有关。黏膜下肌瘤阻碍受精卵着床或致早期流产。较大肌壁间肌瘤合并妊娠时由于机械性阻碍或宫腔畸形也易流产。肌瘤可使妊娠后期及分娩时胎位异常、胎盘低置或前置、产道梗阻等。胎儿娩出后易因胎盘粘连、附着面大或排出困难及子宫收缩不良导致产后出血。妊娠期子宫充血、组织水肿、平滑肌细胞肥大，肌瘤明显增大，分娩后逐渐缩小。妊娠期肌瘤迅速增大可发生红色变，出现剧烈腹痛伴恶心、呕吐、发热、白细胞计数升高。妊娠合并子宫肌瘤多能自然分娩，但应预防产后出血。

怀孕后发现子宫肌瘤一定要手术吗

如果怀孕后发现子宫肌瘤首先不应该惊慌，应通过阴道四维彩色 B 超了解子宫肌瘤的性质、部位、血供的情况和胚胎情况后再做定论。肌瘤直径＜6 厘米大小而无症状者，定期产前检查，注意肌瘤有无红色变性，绝大多数孕妇均可经阴道分娩，不需要特殊处理。肌瘤直径＞6 厘米，而无症状，在定期产前检查时，要密切观察子宫肌瘤发展情况，至妊娠＞37 周时，根据子宫肌瘤生长部位、胎儿及孕妇情况，决定分娩方式。如子宫肌瘤位于子宫下段，易发生产道阻塞，胎头高浮不能入盆者应做选择性剖宫产术。如子宫下段前壁肌瘤在妊娠后期随增大的子宫逐渐上升至腹腔，胎头可下降入盆，顺利分娩。

故妊娠合并子宫肌瘤不必盲目手术处理。

孕妇感染了支原体、衣原体怎么办？ 要治疗吗？ 会影响到胎儿吗

衣原体和支原体为非淋菌性尿道炎（NGU）的常见病原体，孕期可引起宫内感染，导致晚期流产、胎膜早破、胎儿宫内窘迫、胎死宫内。如果孕妇感染了支原体、衣原体一定要正规治疗，以防引起早产、死产、存活胎儿发生先天畸形。可选用红霉素、阿奇霉素等治疗，切不可用多西环素及氧氟沙星类孕妇禁用药物。

孕妇尿路感染怎么办

尿路感染是已婚妇女的常见病，而孕妇尤其容易发生尿路感染，这是因为妊娠期间因膀胱受增大子宫压迫，输尿管因妊娠而扩张，肾脏增大充血，尿道平滑肌松弛，肾血流量及肾小球滤过率增加，残余尿增多等解剖生理变化，导致孕妇尿路感染发病率显著增高。但是，大多数孕妇担心药物会对胎儿造成不良影响而拒绝治疗，而妊娠期尿路感染会导致低体重儿、早产和新生儿死亡的发生率明显增高，所以一旦有尿频、尿急、尿痛等尿路感染等症状，务必正规治疗。妊娠期尿路感染的治疗，要禁止使用如四环素类、喹诺酮类、氨基糖苷类、去甲万古霉素等，可选择如青霉素类、头孢菌素类等药物。

孕妇如何预防尿路感染

第一，多喝水，每天至少喝 8 杯水。

第二，不要憋尿，小便时要把膀胱完全排空。

第三，大便后从前向后擦，这样不会把大便里的细菌带到尿道附近。

第四，用温和的肥皂和清水清洗阴部，保持清洁。

第五，少食辛辣、油腻的食物。

孕妇贫血要治疗吗

妊娠期，由于孕妇受到一些生理因素的影响（如妊娠期孕妇血容量平均增加 50%，妊娠早期呕吐、食欲不振等），可使血液中的血红蛋白相对降低，或铁、叶酸、维生素等营养物质摄入不足引起血红蛋白不足，当孕妇的血红蛋白低于一定数值时即出现贫血。怀孕后血红蛋白不低于 100 克/升，则为生理性贫血，一般分娩后，血红蛋白可逐渐上升至正常水平。如果血红蛋白下降到 100 克/升以下，红细胞在 $3.3×10^{12}$/ 升以下者，则为病理性贫血，常见为缺铁性贫血。这种病理性的贫血如不及时处理，重症者可引起流产、早产、胎盘早剥、胎儿生长受限、死胎等并发症，常伴有呕吐、水肿、高血压、蛋白尿。

预防孕期贫血的方法有哪些

首先，加强孕期营养，改变不良饮食习惯，多食新鲜蔬菜、水果、肉类、动物肝脏及肾脏等食物。其次，于妊娠后半期每日给予叶酸 5 毫克口服，或叶酸 10～30 毫克，每日 1 次肌内注射，直至症状消失、贫血纠正。或服用硫酸亚铁 0.1 克，每日 3 次，可同时服维生素 C 200 毫克，每日 3 次。再次，可用维生素 B₁₂ 100 微克肌内注射，每日 1 次，共 2 周。以后改为每周 2 次，直至血红蛋白恢复正常。有神经系统症状者，单独用叶酸有可能使神经系统症状加重，应引起注意。最后，贫血症状仍不缓解，血红蛋白＜60 克/升时，可少量间断输新鲜血或浓缩红细胞。

如何应对孕妇腹泻

由于孕妇体内激素水平的变化，胃排空时间延长，小肠蠕动减弱，极易受外界因素影响而腹泻。孕妇一旦发生腹泻，切不可轻视，应尽快查明病因，接受治疗。因为孕妇腹泻会引起孕妇脱水、电解质紊乱，影响营养物质的吸收和胎儿的生长发育，严重时还会流产或早产。通常孕期腹泻有三种原因：

第一，感染原因，细菌、病毒经消化道感染。

第二，饮食原因，食用粗糙、变质食物和不良饮食习惯，或由海鲜等食物过敏所引发。

第三，因合并其他慢性病，如甲状腺疾病、结核、结肠炎等。一般服用止泻药即可治愈，对孕妇及宝宝不会造成危害。但此时用抗生素应特别小心，孕妇致畸药物应严格禁止。可以服用乳酸菌素片或乳酶生片，调整肠道菌群，扶正祛邪。或通过口服加少量盐和糖的"米汤"，补足因腹泻丢失的水分和电解质。

预防孕妇便秘的方法有哪些

便秘是孕妇最常见的烦恼之一。妊娠后期，日益增大的胎儿和子宫，压迫直肠会引起便秘。所以，孕妇要养成每天固定时间上厕所的习惯，每天起床后空腹喝一杯淡盐水，刺激肠蠕动，还有就是保持愉快的心情，多吃黄豆、红豆、绿豆、芹菜、竹笋、桃子、黑枣等蔬果；全谷类及其制品，如燕麦、玉米、糙米、全麦面包。必须注意不可乱用泻药，否则会引起流产、早产。所以，孕妇千万别小看这些习以为常的小毛病，一不留神就会让你悔恨终身哦！

孕妇便秘的食疗方法有哪些

(1)香蕉：香蕉1～2根，空腹食用。

(2)蜂蜜水：蜂蜜60克，晨起空腹温开水冲服。

(3)决明茶：草决明3～6克，泡水代茶饮。

(4)胡桃粥：胡核仁4个，粳米100克。将胡桃仁捣烂同粳米煎煮成粥，适用于体虚肠燥的便秘孕妇食用。

(5)酥蜜粥：酥油30克，蜂蜜50克，粳米100克。将粳米加水煮沸后兑入酥油和蜂蜜，煮成稠粥，适用于阴虚劳损便秘孕妇食用。

(6)柏子仁粥：将柏子仁15克洗净去杂捣烂，加粳米100克煮粥，服时兑入蜂蜜适量，适用于便秘伴心悸、失眠的孕妇。

什么是妊娠高血压综合征

妊娠高血压综合征（简称妊高征），是孕妇特有的病症，多数发生在妊娠 20 周与产后 2 周，约占所有孕妇的 5％。病情严重者会产生头痛、视力模糊、上腹痛等症状，若没有及时治疗，可能会引起全身性痉挛引起子宫收缩，导致早产。妊高征，重在预防，主要做法是：在妊娠期接受孕期健康教育，定期产前检查，解除思想顾虑，心态平稳，做好孕期保健；注意孕妇的营养和休息，可采取左侧卧位休息，减轻下肢水肿；坚持适度运动，尽量不要让体重过于增长，进行妊高征的预测检测等。这些都可以有效地防止妊高征的发生。

哪些人容易患妊高征呢

- 怀孕前患有高血压、慢性肾炎及糖尿病的人。
- 双胎妊娠或多胎妊娠。
- 羊水过多的孕妇。
- 初产妇。
- 有妊高征病史的家族。

妊娠期糖尿病和糖尿病合并妊娠是一回事吗

妊娠期间的糖尿病有两种情况，一种为妊娠前已确诊患糖尿病，称糖尿病合并妊娠；另一种为妊娠前糖代谢正常或有潜在糖耐量减退，妊娠期才出现或确诊的糖尿病，又称为妊娠期糖尿病（GDM）。

哪些人容易患妊娠期糖尿病呢

有糖尿病家族史、年龄＞35 岁、肥胖、巨大儿分娩史等妇女容易患妊娠期糖尿病。这些人一旦怀孕，要及时注意糖尿病的筛查。可查空腹血糖及餐后 2 小时血糖或糖耐量试验，如果妊娠期有三多症状（多饮、多食、多尿），或反复发作念珠菌性阴道炎也应警惕合并糖尿病的可能。

糖尿病育龄期妇女一旦怀孕一定要终止妊娠吗

糖尿病合并妊娠对母亲和胎儿的影响及影响程度取决于糖尿病病情及血糖控制水平。病情较重或血糖控制不良者，对母亲和胎儿影响极大。应及时终止妊娠，以防母亲和胎儿近、远期并发症危及孕妇生命。器质性病变较轻、血糖控制良好者，可在积极治疗、密切监护下继续妊娠。有下列情况者，则要及时终止妊娠：有酮症酸中毒迹象、胎儿停止发育、胎儿宫内感染、胎儿畸形及羊水过多、肝肾功能损害严重、恶性和进展性视网膜症等。

如何预防妊娠期糖尿病

首先，管住自己的嘴，甜食尽量少吃，但非绝对禁止，可适当吃些含糖量低的新鲜水果，一日三餐，改为一日 4～5 餐，既保证了营养，又防止糖分的过多摄入。

其次，是加强体育锻炼，参加体育锻炼，一定要讲科学，不能想当然，最好做些有氧运动。做到了这些，患糖尿病的孕妇就能安心度过妊娠期了。

孕妇得了阑尾炎怎么办

妊娠合并阑尾炎是较常见的妊娠期外科疾病，妊娠各期均可发生急性阑尾炎，但以妊娠前 6 个月内居多。妊娠并不诱发阑尾炎，增大的妊娠子宫能使阑尾位置发生改变，增大诊断难度，若医生无丰富的临床经验，易造成误诊，延误治疗，阑尾易穿孔，炎症不易局限，易发展成为弥漫性腹膜炎、脓毒血症甚至感染性休克、胎儿死亡、流产或早产。所以，早期诊断和及时处理非常重要。一旦确诊，要根据不同孕周，选择最佳治疗方案：妊娠早期（1～3 个月），不论其临床表现轻重,均应手术治疗;妊娠中期(4~6个月),可采用非手术治疗,当然,此时手术治疗的安全系数也比妊娠早期大,一般认为此时是手术切除阑尾的最佳时机。妊娠晚期合并阑尾炎,应手术治疗,即使因手术刺激引起早产,绝大多数婴儿能成活,手术对孕妇的影响也不大。

所以,妊娠期阑尾炎若正确处理,母子都会平平安安。所以,孕妇一旦患了阑尾炎也不要害怕,及时就诊,早期治疗,以防炎症扩散。

如何自我判断妊娠期阑尾炎呢

如果孕妇有下列情况,要小心自己是否患了阑尾炎。

●孕妇在孕前曾有急慢性阑尾炎发作史。

●妊娠后突然出现腹痛,由腹上区或脐周围开始,然后又有转移右下腹疼痛。

●腹痛和触痛的部位较一般为高。

若有以上症状,应马上就诊。

如何缓解孕晚期水肿

妊娠后,由于孕妇内分泌发生改变,致使体内组织中水分及水钠潴留;妊娠子宫压迫盆腔及下肢的静脉,阻碍血液回流,使静脉压增高,会出现肢体面目等部位发生浮肿,就是我们常说的妊娠水肿。从事站立工作的妇女更为明显。多发生在妊娠6~7个月后,如果只是单纯的脚部轻度浮肿,无高血压、蛋白尿等其他不适,为妊娠期常见现象,产后会自然消失。所以孕妇不必焦虑。日常生活中,可适当减少盐分的摄取,积极适当地运动,可促进血液循环。此外,保证充足的睡眠也很重要。

消除妊娠水肿的食疗方有哪些

●冬瓜150克洗净,切块,放清水中炖,每日2次,当菜吃。

●鲤鱼1条(约250克),去鳞及内脏,洗净,与60克赤小豆同放砂锅中用慢火炖,待鱼熟豆烂时进服,每日 1 次,连服 3～5 日。

●鲤鱼 250 克,去鳞及内脏,洗净,加黑木耳 30 克及水、油和极少量盐煮熟吃,每隔 5 日吃 1 次。

●冬瓜皮 50 克,赤小豆 50 克,水煎服,每日 1 次。

●鲤鱼 500 克,去鳞及内脏,洗净,不加盐或加极少量盐煮熟吃,每日 1～2 次。

●墨鱼加冬瓜炖成汤,加入少量葱、姜、盐后服用。海带 100 克,加醋煮烂后食用,每日 2 次,饭后服用。

如果孕妇不清楚自身体质情况,还是建议到当地正规医院查明咨询后再使用,避免因食疗不对症,影响孕妇和胎儿健康。

为什么孕妇更容易患痔疮

孕妇是痔疮的高发人群,孕妇痔疮发生率高达 76%。在怀孕期间,为了保证胎儿的营养供应,孕妇盆腔内动脉血流量增多;随着胎儿发育,子宫日益增大,又会压迫盆腔,使痔血管内的血液回流受到阻碍;加上孕妇常有排便费力或便秘,使直肠下端及肛门的痔静脉丛血液瘀积,诱发痔疮或使其加重。正是由于上述原因,妇女在怀孕期间更容易患痔疮。

如何预防痔疮的发生呢

●孕期一定要保持大便通畅,建立良好的排便习惯。

●平时饮食清淡,多吃水果和新鲜的蔬菜。尤其是富含粗纤维的蔬菜、水果,如芹菜、韭菜、苦瓜、萝卜、小白菜、香蕉、火龙果、菠萝等。也要多吃些粗粮,如玉米、地瓜、小米等。这些食物除了含有丰富的营养物质外,还能刺激肠蠕动,防止粪便在肠道内堆积。

●忌食辛辣、燥热、肥腻、煎炒、熏烤之品,如辣椒、胡椒、生姜、大蒜、大葱等刺激性食物。

●注意适当增加运动,避免久坐、久站,以促进局部血液循环和增加肠蠕动,改善肠功能;可做如散步、做操及打太极拳等增加肠蠕动的活动。每日早晚可做 2 次缩肛运动,每次 30～40 次。

●便秘者可服用对胎儿无影响的通便药,切不可应用压力较大的灌肠等方法来通便,以免造成流产或早产。

脐带有哪些神奇的作用

脐带是连接胎儿和胎盘的管状物,由两条动脉和一条静脉构成;长约 50 厘米;具有供给胎儿血液和营养物质代谢,保持胎儿在宫腔内有一定活动等作用。脐带的纵切面在羊水中呈长条绳索状,形似麻花。脐带是胎儿与母体进行营养和代谢物质交换的通道。分娩时要将胎儿的脐带从基部剪断,经消毒处理后妥善包扎,以防感染和出血。

为什么会发生脐带绕颈呢

胎宝宝在母体内并不老实,如果再加上羊水过多、脐带太长、胎儿体型太小这些因素,胎儿会在空间并不很大的子宫内翻滚打转,经常活动。每个胎儿的特点不同,有的胎儿动作比较轻柔,有的胎儿动作幅度较大,特别喜爱运动。他在妈妈的子宫内活动、游戏,动动胳膊,伸伸腿,有时转个圈,这时有可能会发生脐带缠绕。脐绕颈的发生率为 20％～25％,其中脐绕颈 1 周发生率为 89％,而脐带绕颈 2 周发生率为 11％,脐带绕颈 3 周及以上者很少见,脐带缠绕胎儿躯干、肢体比较少见。

怎么才知道有脐绕颈呢

孕妇可以通过 B 超看到胎儿是否有脐带绕颈、缠绕周数及松紧度如何。在胎头及颈部纵切面上,胎儿颈部后方有"V"形压迹,表示脐带绕颈 1 周,"W"形压迹,表示脐带绕颈 2 周,波浪形的压迹表示脐带绕颈 2 周以上。

脐带缠绕会勒坏宝宝吗

脐带绕颈属高危妊娠,随时可引起胎儿宫内窘迫。孕末期若脐带有多处缠绕,对于胎儿则是非常危险的,脐带绕颈过紧可使脐血管受压,导致血循环受阻或胎儿颈静脉受压,使胎儿脑组织缺血、缺氧,造成宫内窘迫甚至死胎。

胎儿自己会从脐带的捆绑中绕出来吗

胎儿是有智商,是很聪明的,有的孕妇在腹部轻轻拍打胎儿,胎儿会主动向另一侧运动,离开拍打部位。当做 B 超检查时会发现探头稍用力压孕妇腹部时,胎儿感到压力就会向旁边躲避,有的胎儿更有意思,会伸出小脚丫向受压位置踢一踢。

所以,当脐带缠绕胎儿,并且缠绕较紧、胎儿感到不适时,他会向周围运动,寻找舒适的位置,左动动、右动动,当胎儿转回来时,脐带缠绕自然就解除了,胎儿就会舒服地休息一会儿。当然,如果脐带绕颈圈数较多,胎儿自己运动出来的机会就会少一些。

脐带绕颈了孕妇该怎么办

脐带富有弹性,其血管的长度超过脐带的长度,血管呈螺旋状盘曲,有很大的伸展性。脐带绕颈后,只要不过分拉扯脐带,不至于影响脐带的血流,绝大多数胎儿不表现任何异常,所以脐带绕颈不必惊慌。如果在妊娠晚期发现胎儿有脐带绕颈现象,孕妇应当减少活动,注意休息,学会数胎动,胎动过多或过少时,应及时去医院检查。

孕妇平时要如何关注胎儿

●学会数胎动,胎动过多或过少时,应及时去医院检查。
●羊水过多或过少、胎位不正的要做好产前检查。

●通过胎心监测和 B 超检查等间接方法,判断脐带的情况。

●不要因害怕脐带缠绕而要求剖宫产。

●胎儿脐带绕颈,孕妇要注意减少腹部的震动,睡眠最好保持左侧位。

●在家中可以每天 2 次使用家用多普勒胎心仪,定期检查胎儿情况,发现问题及时就诊。

脐绕颈一定要剖宫产吗

若发现胎儿有脐带绕颈后,不一定都要剖宫产,如果孕晚期的 B 超显示胎儿一切正常,胎动和胎心良好,且有效脐带也符合顺产的要求则可以顺产;只有那些绕颈圈数多且紧,脐带相对过短,胎头不下降或胎心有明显异常的孕妇,才考虑行剖宫产。如果脐绕颈 3 周或 3 周以上,则建议您直接行剖宫产。

什么是 ABO 血型新生儿溶血症

ABO 血型新生儿溶血症又称母婴血型不合溶血症,它是由于母子 ABO 血型不合引起的新生儿溶血,多见于母亲的血型为 O 型,婴儿的血型为 A 型或 B 型。这种母子 ABO 血型不合很常见,但发生新生儿溶血症的则很少,有一部分新生儿会发生黄疸,会在出生后 24～48 小时内出现皮肤明显黄染,并且迅速加重。但此类黄疸要和生理性黄疸区别开来。

哪些孕妇需要血型检查以预防 ABO 血型新生儿溶血症呢

容易生 ABO 血型不合的宝宝的孕妇:①既往有不良生产史。②前一胎有新生儿重度黄疸史的孕妇。③如有血型不合,应进一步检测孕妇血清中 IgG 抗 A 和抗 B 抗体效价,如果抗 A 或抗 B 抗体＞1∶64,提示有发生 ABO 血型新生儿溶血的可能。

什么是葡萄胎

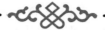

> 黄某，女，32岁，怀孕2月余，因阴道少量出血就诊，妇科检查：阴道及宫颈充血，呈紫蓝色，子宫、宫颈软，子宫约3个月妊娠大小。B超检查发现宫腔增大，呈"暴风雪"改变，未见胎心搏动（葡萄胎？）。尿妊娠试验阳性，肺部X线检查正常。

葡萄胎是指妊娠后胎盘绒毛滋养细胞增生，间质高度水肿，形成大小不一的水泡，水泡间相连成串，形如葡萄，亦称水泡状胎块（HM）。葡萄胎分为两类：①完全性葡萄胎。②部分性葡萄胎。葡萄胎的形成有人认为与病毒感染有关，也可能与卵子本身发育异常或是男方精子发育异常有关，但具体形成机制尚不清楚。

怎么判定是否葡萄胎呢

（1）血HCG测定：葡萄胎因是滋养细胞增生，会产生大量HCG，这个浓度大大高于正常妊娠时相应天数值。

（2）超声检查：正常妊娠在孕35天左右时，可显示妊娠囊，孕49天左右可见心血管搏动，最早在孕6周时即可探测到胎心，孕12周后均可听到胎心。葡萄胎时宫腔内呈粗点状或落雪状图像，无妊娠囊可见，亦无胎儿结构及胎心搏动征，只能听到子宫血流杂音，听不到胎心。若能连续测定HCG或B超检查同时进行，即可及早诊断。

（3）若停经以后有不规则阴道流血，阴道排出物中见到水泡状组织，葡萄胎的诊断基本可以确定。

一旦确诊，应积极治疗，并按要求做好随访，如果一切正常的话，2年后才可再次受孕。

胎膜早破怎么办？ 怎么预防

胎膜早破是指在临产前胎膜自然破裂，通常表现为孕妇突感较多液体自阴道流出，继而少量间断性排出。胎膜早破对孕产妇、胎儿和新生儿均可造成严重不良后果。如果孕妇发现胎膜早破，首先不要惊慌，不要站立行动，应立即卧床，以防脐带脱垂。如胎头未入盆或胎位不正者，应取头低足高位，抬高臀部，并立刻去医院就诊，同时要保持外阴清洁。

胎膜早破的常见原因：创伤，宫颈内口松弛，生殖道病原微生物上行性感染，支原体或弓形虫感染，羊膜腔压力增高等。所以，对于胎膜早破要积极预防，重视孕期卫生指导；妊娠后期禁止性交；避免负重及腹部受撞击；宫颈内口松弛者于第 18～20 周行宫颈环扎术并卧床休息等。

"七活八不活"这个说法科学吗

"七活八不活"是民间广泛流传着的一种说法。意思就是 7 个月分娩的早产新生儿能活，而 8 个月的早产新生儿反而不易活。这个说法既然能在民间流传，是有一定的道理的，但不是完全科学的。因为人体的发育是从精卵结合开始的，随着时间的推移，胚胎逐渐发育成熟，2 个月时才初具人形。之后，各组织器官及功能会进一步发育和健全。至怀孕 7 个月时，胎儿的肺脏才具备了基本的呼吸功能，这也是新生儿能否存活的基本条件。所以通常会说 7 个月以前出生的新生儿不易存活。而怀孕 7 个月以后的胎儿，由于其肺脏已基本发育健全，有了较好的呼吸功能，其他器官也基本成熟，已经具备了生存的基本能力。

医学专家普遍认为，胎儿在宫内多待一天，出生后存活的可能性就大一些，当然，胎儿发生异常则除外。所以，8 个月出生的胎儿发育得更好更成熟，因而应该是更好存活才对。

孕妇如何做好孕晚期自我保健

在经历了怀胎十月，宝宝就要出生了。古语讲"行千里者半九十"，所以孕妇越是到了最后的重要时刻越应该加强自我保健：①产前检查。在孕晚期（妊娠28周以后），产前检查是2周1次。每次均应测血压、量体重、听胎心。医生还可以通过产前检查，来决定你的分娩方式。②B超检查（怀孕37～40周）。了解胎儿发育的各径线、胎盘成熟度、羊水量，这些不仅监测胎儿的成长，更可以看到胎盘的功能是否正常。③进行骨盆、宫底的测量。④在孕37周以后，可每日2次按摩乳头，每次15～30分钟，如果有乳头内陷，可及早纠正。最后从心理上和物质上做好分娩的准备。在家人的陪同下提前去待产的医院熟悉熟悉环境；出现临产信号时，在家人的帮助下准备入院所需的东西，以免手忙脚乱。

孕妇在孕晚期如何坐、立、行走

女性在怀孕期是胎儿健康的关键时期。在进入孕晚期后，体形改变非常大，孕妇连走路也变得困难起来，那么，女性在怀孕晚期应该怎么坐、立、行走呢？

仰躺着的孕妇起身前要先侧身，肩部前倾，屈膝，然后用肘关节支撑起身体，盘腿，以便腿部从床边移开并坐起来。

（1）坐：孕妇正确的坐姿是要把后背紧靠在椅子背上，必要时还可以在靠肾脏的地方放一个小枕头。对于那些经常坐着工作的孕妇，应时常起来走动一下，因为这样不仅有助于血液循环还可以预防痔疮。职场上的孕妇长久面对电脑工作的同时，最好是每隔1小时离开电脑，给自己放松一下。

（2）立：如果孕妇因工作需要经常站立，这样会使腿部的血液循环不畅，导致水肿以及静脉曲张。妊娠晚期的孕妇必须定期休息，坐在椅子上，把双脚放在小板凳上，这样有利于血液循环和放松背部。如果没有条件坐，那就选择一种让身体最舒适的姿势站立，活动相应的肌肉群。比如,收缩臀部,就会体会到腹腔肌肉支撑脊椎的感觉。

(3)行走:徒步行走对孕妇很有益,它可以增强腿部肌肉的紧张度,预防静脉曲张,并增强腹腔肌肉。但大腹便便的你,走路时要保持平衡,双肩放松,注意脚下安全,不要走起伏不平的路。最好选择舒适的鞋,以低跟、掌面宽松为好,以防身体重心不稳而摔倒。如果一旦感觉疲劳,马上要停下来,找身边最近的凳子坐下歇息 5～10分钟。

另外,多走走,适当地做些产前孕妇体操和瑜伽,更有利于发动生产和自然分娩。

孕妇应尽量选择在公园里散步,或选择交通状况不太紧张的街道和公共场所,以避免过多吸入有污染的汽车尾气。如必须外出,要有人陪同,并选择安全的交通工具,切忌乘坐颠簸大、时间长的车子。因为孕晚期有随时生产的可能。

孕妇在孕晚期应注意的问题

孕 9～10 月时,孕妇身体变得笨重,行动也越来越不便。稍微动动就会感觉心跳加快,所以尽量少做家务及其他工作,可适当运动,但切记不可过度,以免消耗体力而影响分娩。这个时候,孕妇应随时做好临产准备,可练习分娩时的一些辅助动作,如呼吸法、按摩及用力方法等。此外,应保持外阴清洁,内衣裤经常换洗。

孕晚期孕妇的营养食谱是什么

孕晚期孕妇面临即将分娩的紧张和喜悦,黄金营养守则更是必不可少。下面就介绍几种营养原则以确保顺利生产。

(1)多吃优质动物蛋白质和大豆蛋白质:补充优质蛋白质不仅满足胎儿的生长需要而且还有防止产后出血,并助于产后旺盛地泌乳,并使乳汁质量良好。如畜禽肉、鱼肉、鸡蛋、牛奶及豆腐和豆浆。多吃豆腐和豆浆,还有助于补充足够的钙、铁、磷等。

(2)摄取适量的必需脂肪酸:孕晚期是胎儿大脑发育增长的高

峰,必须补充脂肪酸和二十二碳六烯酸(DHA)。因为 DHA 是胎儿大脑、眼睛发育和维持正常功能所需的营养素,人体内不能合成,必须从食物中获得。鱼肉中 DHA 含量较高,孕妇应多食用。

(3)摄取铁质、钙质和维生素 D:孕晚期孕妇很容易发生缺铁性贫血和小腿抽筋,要多吃含铁和钙丰富的食物。含铁丰富的食物有动物的肝脏、菠菜和蛋黄等。含钙丰富的食物如紫菜、虾皮、虾米、牛奶、海带、豆制品、鱼类及骨头汤等。也可将小鱼炸焦或用醋酥后连骨吃,饮用骨头汤时加点醋,以利于钙的吸收。同时,还应多晒太阳,使体内得到更多的维生素 D,促使食物中的钙质在肠道更好地吸收。

(4)脂肪和碳水化合物不宜摄入过多:到最后 1 个月,要适当地控制脂肪和碳水化合物的摄入量,以免胎儿过大,造成自然分娩困难。孕妇孕晚期的体重每周增长以不超过 500 克为宜。

(5)避免过量摄盐:孕晚期,孕妇血容量增大,如果饮食不加注意,就很容易引起或加重水肿和心脏负担,进而诱发妊高征。所以,孕妇应控制每天摄盐量,烹调用盐 2～4 克,酱油不超过 10 毫升。尽量不吃腌肉和腌菜,也不吃苏打制作的食物。可多吃鲫鱼、鲤鱼、萝卜和冬瓜等食物,有助于缓解水肿症状。

最后,多吃蔬菜和水果,如核桃、芝麻、花生等易于消化吸收且含蛋白质丰富的食物,且有助于防治便秘。

孕晚期孕妇什么时候休息最好

很多孕妇在孕晚期就提前离开工作岗位,在家休息,等待分娩。其实,这样对妊娠分娩是不利的。因为,休息过早会削弱孕妇的体力,还会导致足月后迟迟不生,导致过期妊娠。有的还会影响到将来的分娩,导致产力下降,发生难产。很多资料表明,那些直到分娩发动前仍工作的孕妇,平均产程要短,分娩比较顺利。但并不是所有的职场孕妇都不建议早休息,这要根据孕妇的工作性质,如跑业务的、经常站立工作的,这些应该提早休息,以免工作太累使孕妇身体不适。一般来说,坐办公室工作的孕妇可适当工作久点,因为其所做的工作主要是脑力劳动,体力活动较小,而且办公室的环境相对来说是比较安静而且干净的,除了辐射较多外,危险系数较低,但也不能给自己太大压力,一般到预产期前的 2 周或者是 1 周的时候就可以休息了。如果身体状况不好的话要根据实际情况休息了。

孕晚期有性高潮会引起早产吗

性高潮与流产没有任何联系。但在妊娠晚期,性高潮会引起宫缩,大约可持续半个小时或 1 个小时,看起来像是临产,但并不是真正的临产宫缩(即不规则的肚子发紧和疼痛的感觉,一般不超过半分钟,并且不规则,一天可数次)。到目前为止,没有证据证明性高潮能引起流产。但在孕期的最后 6～8 周应尽量避免性生活,因为这样会导致羊膜破裂,造成胎儿早产;其次,还容易将细菌带入产道,分娩时会发生产褥感染。

分娩前孕妇的心理有什么变化

"十月怀胎,一朝分娩"对于产妇尤其是初产妇来说,不仅有身体上的变化,更有心理的变化。如对孩子即将降临的欣喜,对分娩疼痛的恐惧和焦虑,害怕和恐惧分娩时的一切过程,怕环境的陌生,怕自己不能坚持,怕疼痛出血,怕发生难产等,尤其是待产室的孤独环境,产房产妇频繁的叫嚷声,加之宫缩逐渐变频变强,均能加剧产妇自身的紧张恐惧,恐惧和焦虑等心理问题又会影响产程的进展和母婴安全,并加重分娩时的疼痛和不适。所以,孕妇在临产前应树立信心,以平和的心态顺利完成分娩的全过程。

早产征兆和假宫缩的区别有哪些

所谓早产是指怀孕满 28～37 周的分娩。在怀孕 28～37 周时,如果出现有规律的子宫收缩,而且频率也很高的话,或伴有便意或阴道有不正常分泌物或者出血,就可能预示着孕妇有早产的危险。

假宫缩是指妊娠中后期腹部一阵阵地变硬(即出现肚子紧的症

状）。其特点是出现的时间无规律，程度也时强时弱。

假宫缩与真宫缩的区别有哪些

分娩前数周，子宫肌肉较敏感，将会出现不规则的子宫收缩，持续的时间短，力量弱，或只限于子宫下部。经数小时后又停止，不能使子宫颈口张开，称为假宫缩。而临产的子宫收缩，是有规则性的。初期间隔时间大约是 10 分钟 1 次，孕妇感到腹部阵痛，随后阵痛的持续时间逐渐延长至 30～60 秒。程度也随之加重，间隔时间缩短为 5～6 分钟。

宝宝出生有何征兆

孕妇有规律且逐渐增强的子宫收缩，持续 30 秒或 30 秒以上，间歇 5～6 分钟，并伴随进行性宫颈管消失、宫口扩张和胎先露部下降。这些症状的出现提示您，宝宝马上就要出生了。

骨盆越大顺产的机会就越大吗

按照通常的观念，骨盆越大顺产的机会就越大。而产前检查中很重要的一项是测量骨盆直径，以决定分娩方式。这就表示骨盆大小对于孕妇分娩起着关键作用。骨盆在结构上有两个直径，前后径短、左右径宽的利于胎儿通过，可以自然生产；如果天生骨盆窄小，前后径长、左右径窄，胎儿就不易娩出，可选择剖宫产。如果孕妇骨盆异常可发生胎位异常及相对或绝对头盆不称，导致难产。

孕妇爬楼梯是否有助于分娩

孕妇爬楼梯的确有助于分娩，产科医师非常赞同孕妇做此项运动，即使在产前 1～2 周进行也是有益的。因为在爬楼梯的时候，可活络筋骨，使腿部肌肉牵扯到腹部下部，刺激子宫收缩，促进分娩过程,其运动量和活动度比散步要大。

孕妇什么情况下要选择剖宫产

虽然自然分娩是最自然、最原始的生产方式,对母体和胎儿都有很多好处,但是,有时候还必须做剖宫产的。那么,什么情况下必须选择剖宫产呢?第一是胎儿存在着危机情况,为迅速让胎儿脱离危险的状况而实施剖宫产手术。如胎儿出现宫内缺氧,或分娩过程中缺氧、脐带脱垂、胎盘早剥、胎儿窘迫等。第二种是为了通过中止妊娠、改善母体的不良健康状况或挽救孕妇生命,如严重的妊娠并发症,如合并心脏病、糖尿病、慢性肾炎等。第三种是胎位异常,如横位、臀位尤其是胎足先入盆、持续性枕后位等。第四种是孕妇有软产道的异常,如梗阻、瘢痕、子宫体部修补缝合及矫形等。第五种是高龄产妇。

高龄初产妇一定要剖宫产吗

很多高龄产妇经常都会有疑问,怀孕后一定要剖宫产吗?其实高龄初产妇选择何种分娩方式,应根据产妇自身情况来定,如果产妇分娩发生后宫缩良好,胎儿位置正常,可以自然分娩。如果产妇状况差,就应该选择剖宫产,以提高母体的生命安全性。

母乳喂养产前必做哪些准备

●孕妇孕 8 个月起按摩乳房乳头,增强乳房血液循环,分泌更多催乳素、催产素,帮助产后催乳。

●孕妇孕 7～8 月起每天用小毛巾蘸温开水轻擦乳头,以防吸吮乳头皲裂。

●孕妇凹陷或平扁乳头设法慢慢拉出。

●孕妇孕 8 个月可从乳晕向乳头挤奶,如有黄色液体挤出,其成分与生产后头 5 天的初乳相同,乳管就通畅了。

孕妇分娩前要做哪些准备

即将临盆的孕妇要做好精神上和物质上的双重准备,才能够从容应对忙乱和意外事故的发生。孕37周以后就可以给孕妇准备好产后内衣,准备清洁、柔软、吸收性好的卫生纸、卫生巾,还有给宝宝准备的内衣、尿布、爽身粉等。此外,还要准备盥洗用具、梳子、乳液、拖鞋、保温杯和保暖的衣物及各种相关文件,如保健卡、身份证和妈妈手册等。

生男生女谁做主

随着人们文化水平的提高,到底谁决定了生男孩还是生女孩这个问题已经被大家所共识。正常人体的染色体有23对,22对染色体男女都是一样的,称之为常染色体,还有一对染色体是性染色体,而人的性别就是由性染色体决定的。当性染色体是XY时,则生男孩;当性染色体是XX时,则生女孩。所以,生男生女是由男性精子决定的。而且胎儿的性别在精子和卵子结合的那一刹那就已经决定了,并不以任何人的意愿而转移。社会中,有的盲目地服用所谓的转胎药是不科学的。

生男生女有什么秘诀

X型精子喜欢酸性环境,Y型精子喜欢碱性环境,通过食物的酸碱性及人为干预的办法,影响生男生女的概率,在生活中被多数育龄期妇女所接受。如果想生男孩可多服用偏碱性食物,如苏打饼干、土豆、蔬菜、海带、钙、维生素D等,还可以改变阴道酸碱度,掌握排卵时间,在接近排卵时同房,也能增加生男孩的概率。如果想生女孩则多吃些偏酸性食物如牛肉、鸡蛋、花生、杏仁、豌豆等。如果在排卵日的前2日同房,或频繁性交(每隔3天)也能增加生女孩的概率。当然,这只是增加其概率,并不是绝对有效的方法,大家要有选择地使用哦。生男生女都好，只要聪明健康就好！

女人怀孕后，真的变傻了吗

俗话说"一孕傻三年"，意思是说女性一旦怀孕，会出现记忆力衰退、丢三落四等现象。有研究认为，女性怀孕后，有可能出现记忆力衰退和认知能力下降等问题。这通常被戏称为"孕傻"或"婴儿脑"状态。不过"孕傻"可非"真傻"。

（1）"孕傻"：孕妇其实完全不用担心。因为"孕傻"非"真傻"，这是怀孕以后身体的自然反应。主要表现为健忘、注意力难以集中，甚至头晕等。

这种"傻"是由于妊娠的前 3 个月性激素发生了变化，此时激素孕酮稳步上升，甲状腺水平也开始下降。而到了孕晚期，孕激素的影响开始显著减少，但雌三醇激素水平的提高会导致你的大脑出现"临时记忆"问题。你也许会变得很难回顾最近发生的事件，以及反省自己的情绪变化。所以说，生理上的变化导致了孕妇健忘、思考能力下降等症状，而并不是脑子出现了问题。

至于怀孕后什么时候会出现这样的症状，也是不能确定的，因为每位孕妇的身体状况不同，故出现症状的时间也不一样。

（2）"孕傻"会持续多久：这肯定是怀孕后的你非常关心的问题。怀孕就出现了种种"变傻状况"，会不会以后一直有这样的症状伴随？什么时候才能消失呢？

不要担心，这些"孕傻"的症状不会持续太久，随着宝宝的出生，以及产后月经周期恢复，这种状况会逐渐改善。

不过，如果这些症状未减轻，甚至加重，那就应该尽快就医。

（3）如何应对"孕傻"：对于一直坚持上班的孕妇，孕期的这些症状会让自己工作难度增加。做到与领导及时沟通，适当调整自己的工作量。

而对于自己来说，可以通过以下一些小方法来提示自己，保证工作的顺畅。①如果可以，尽量养成小睡的习惯。②制作任务清单，并且把你的清单列表在电脑上复制 1 份，如果丢了的话，还可以找回它们。③把钥匙、钱包等随身物件每天都放在同一个地方。④养成做笔记的习惯。⑤保持水分。因为血液不断流向增长的子宫，你需要保持水分，让血液更多地流向大脑。⑥多吃富含铁的食物，这样能让血液携带更多的氧气到达你的大脑。⑧定期、适度运动可以帮助血液的流动。

　　无论是正在坚持工作的职场孕妇，还是安心在家待产的全职孕妇，希望大家都能安然度过孕期，享受孕育生命的每一天，迎接一个聪明健康的孩子。

什么是苯丙酮尿症？如何预防

　　苯丙酮尿症（PKU）是一种常见的氨基酸代谢病，是由于苯丙氨酸（PA）代谢途径中的酶缺陷，使得苯丙氨酸不能转变成为酪氨酸，导致苯丙氨酸及其酮酸蓄积，并从尿中大量排出。本病在遗传性氨基酸代谢缺陷疾病中比较常见，其遗传方式为常染色体隐性遗传。临床表现不均一，主要临床表现为智力低下、精神神经症状、湿疹、色素脱失、鼠气味、脑电图异常等。如果能得到早期诊断、治疗，上述临床表现可不发生，智力正常，脑电图异常也可得到恢复。

　　由于多数患儿早期无症状或症状不典型，只能通过实验室检查。常见检查方法有：新生儿喂奶 3 日后，可采集足根末梢血；较大婴儿和儿童可行尿三氯化铁试验；DNA 分析技术近年来广泛用于 PKU 诊断，杂合子检出产前诊断。但由于基因的多态性、分析结果务须谨慎。

　　由于绒毛及羊水细胞测不出苯丙氨酸羟化酶活性，通常不能在产前诊断检查出。所以预防尤为重要，首先避免近亲结婚。开展新生儿筛查，以早期发现，尽早治疗；其次对有本病家族史的孕妇，必须采用 DNA 分析等方法，对其胎儿进行产前诊断。

中医中药篇

古代医家是如何认识生一个聪明健康的孩子

有关优生思想、优生理论等在中国古代早已有之。鉴于原始社会乱婚制度的危害，为了提高人口素质，周朝已开始推行一夫一妻制。《左传》中明确提出："男女同姓，其生不藩。"也就是说同姓不宜结婚。

《黄帝内经》从养生和优生的角度讲性知识和房中术，例如："女子七岁，肾气盛，齿更发长。二七而天癸至，任脉通，太冲脉盛，月事以时下，故有子……七七，任脉虚，太冲脉衰少，天癸竭，地道不通，故形坏而无子也。""丈夫……二八，肾气盛，天癸至，精气溢泻，阴阳和，故能有子……七八，肝气衰，筋不能动，天癸竭，精少……而无子耳。""上古之人……其知道者，法于阴阳，和于术数……故能形与神俱，而尽终其天年，度百岁乃去。今时之人不然也，以酒为浆，以妄为常，醉以入房，以欲竭其精，以耗散其真，不知持满，不时御神，务快其心，逆于生乐，起居无节，故半百而衰也。"

中国古代的优生思想也把握了两个关键时期：一是交合受孕，二是胎期保健和胎教。杨力《周易与中医学》，交合受孕又称"种子忌戒"，即阴阳交合时须择天时、地利、人和。南齐褚澄在《褚氏遗书》中云："合男女必当其年……皆欲阴阳气完实而交合，则交而孕，孕而育。"

《褚氏遗书》记载："合男女必当其年，男虽十六而精通，必三十而后娶；女虽十四而天癸至，必二十而嫁，皆欲阴阳充实而交合，则交而孕,孕而育,育而为子,坚壮强寿。""虽然女子二七月事以时下,故有子;丈夫二八,肾气盛,阴阳和,故有子。然此时并非最佳生育时期。"此段文字提出了男女的最佳生育年龄,以及在此年龄生育,对下一代的身体健康有重要意义,与我们现在所倡导的优生优育相一致。

《妙一斋医学正印种子编》"夫聚精之道,一曰寡欲,二曰节劳,三曰惩怒,四曰戒醉,五曰慎味"。说明种子生育与房事的频率、身体的疲劳状态、情志因素、饮酒、饮食有很大的关系。为了优生优育,男性必须清心寡欲,以养其精;避免过度劳累,以防耗其精;心情舒畅,疏泄有度,以免郁其精;戒酒戒烟,恐防害其精;合理膳食,饮食有节,以育先后天之精。

《万氏妇人科》"种子者,男则清心寡欲以养其精,女则平心定气以养其血"。本句说明,要想优生优育,男女双方孕前要有健康的身体做基础。男子要清心寡欲、劳逸适度,饮食有节,起居有常;女子则心平气和,心情舒畅。

《妇人大全良方》卷九"求嗣"门中记载:"凡欲求子,当先察夫妇有无劳伤瘤疾,而依调治,使内外和平,则有子矣。"

清代叶天士《秘本种子金丹》记载:"种子之法,男当养其精,而节其欲,使阳道之常健,女当养其血,而平其气,使月事以时下,交相培养,有子之道也。""种子之法,男子必先养其精,女子必先养其血。今人无子者,往往勤于色欲,岂知施泄无度,阳精必薄,纵欲适性,其气乃伤,妄欲得子,其能孕乎?"以上说明了优生优育之法:男子要重视养精;女子要重视养血;房事无度,不知节欲,以耗伤精气,将会导致不育。

"男女和悦,彼此情动,而后行之,则阳施阴受而胚胎成,是以有子。"说明性生活和谐,夫妻感情融洽,有助于受孕;过度紧张,情绪异常,则影响精卵结合。现代医学研究:情绪异常,可通过促肾上腺皮质激素的产生,增加肾上腺激素或诱发血中催乳素增高而影响排卵,或引起中枢性儿茶酚胺的改变,影响输卵管的功能或受精卵的输送,引起女子不孕,又可使男子精子质量降低,并出现阳痿、不射精等。

古代医家提出怎样做到生一个聪明健康的孩子

要想生个聪明健康的孩子,要求每个夫妇必须做到下列几点:

● 年轻时,不要过度手淫伤精。

● 男方若有梦遗、滑精、早泄等症,必须到医院及时治疗。

● 婚后不能同房过多,男方会引起阳痿、滑精、早泄。

● 女方同样也不能淫欲过度,特别是早婚流产,都会大伤肾精,影响后代健康。

七情也会影响到生一个聪明健康的孩子吗

古人云:凡有孕之妇,宜情志舒畅,遇事乐观。喜、怒、悲、思皆可使气血失和而影响胎儿。胎儿在母体内生长发育10个月(1个妊娠月为28天),胎儿全身各系统的发育好坏一方面取决于孕妇的营养条件,另一方面情志对胎儿的影响绝不可忽视。

孕妇情绪要稳定、乐观、道德高尚、行为端正。控制自己的情绪,严遵胎教。研究证明,胎儿发育最早最快的是中枢神经系统,在妊娠2个月时,胎儿的脑神经对来自母亲的一些刺激就有敏感反应。在整个神经系统的发育过程中,孕妇的精神愉快,加上比较好的营养条件,有利于神经系统的发育,所生的子女就会聪明健康。而各种恶性刺激,会影响胎儿的中枢神经发育,中枢神经系统发育不健全,出生后自然是愚昧顽悖的低能儿。至妊娠中期,胎儿的感觉器官已逐渐完善。声音、光线、母亲的动作和情绪对胎儿都能产生影响。

为了提高孩子的素质,未来的母亲们都要高度重视其视、听、言、行、喜、怒、哀、乐等行为和情志对孕育的影响。

胎教古代亦有之吗

据《史记》记载:"太妊之性,端一诚庄,唯德能行。及其妊娠,目不视恶色,耳不听淫声,口不出敖言,生文王而明圣,太妊教之,以一识百。卒为周宗,君子谓,太妊为能胎教。"古人所说的胎教,是指在妊娠期间为有利于胎儿在母体内的生长发育而对母亲的精神、饮食、生活起居等方面所采取的有力措施,以便使母子的身心都得到健康的发展。古代胎教的内容主要包括下面内容:

(1)调情志:妊娠是女性生理上的一个特殊过程,孕妇不仅生理上要发生一系列变化,心理上同样也会产生相应的反应,这种心理反应过程即为古人所说的情志变化。古人云:凡有孕之妇,宜情志舒畅,遇事乐观,喜、怒、悲、思皆可使气血失和而影响胎儿。胎借母气以生,呼吸相通,喜怒相应,若有所逆,即致子疾。《增补大生要旨》中曰:"除恼怒,凡受胎后切不可打骂人,盖气调则胎安,气逆则胎病。"就是说:孕妇要心情舒畅,不要轻易动肝火,否则会导致气不顺,气不顺则孕胎必受影响。《傅青主女科》中亦有"大怒小产"的论述。可见,孕妇的情志对胎儿具有直接影响。故而孕妇情志舒畅,遇事乐观极为重要。

(2)忌房事:房事,是指夫妻的性生活。虽然房事为受孕怀胎提供了必要的条件,但受孕之后,则房事必须节制。《产孕集》曰:"怀孕之后,首忌交合,盖阴气动而外泄,则分其养孕之力,而扰其固孕之机,且火动于内,营血不安,神魂不密,形体劳乏,筋脉震惊,动而漏下,半产、难产、生子多疾。"怀孕以后,首先应禁房事,特别是在怀孕头 3 个月和 7 个月之后。怀孕早期,妊娠反应常常给孕妇带来许多不适,恶心、厌食、嗜睡、疲劳,自身及胎儿的营养常常供不应求,哪里还会有闲情逸致取房事之欢?7 个月后,孕妇腹大身重,行动诸多不便,而且胎儿即将入盆,阴道变短,房事会刺激宫颈而引起宫缩,加之在房事中有可能将细菌带入孕妇体内,严重者会造成感染,因而这前、后两期,应忌房事。否则"分其养孕之力""扰其固孕之机""形体劳乏",甚而造成流产、难产,"生子多疾"。

孕前中药调理必不可少吗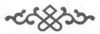

"医生，我做过孕前检查，都没发现什么问题。但我还想吃中药调理身体，等过段时间再要孩子。"这是最近很多育龄期女性到生殖门诊咨询常问的问题。随着中医药的不断发展与传播，孕前女性利用中药调理身体已开始流行。

许女士就曾在怀孕前，用中药来调理身体。许女士介绍，在怀孕前她做过各种检查，结果显示各项指标都在正常范围内。但许女士觉得自己并不健康，经常有腰酸腿痛、头晕头痛等症状。为了生个聪明健康的宝宝，许女士决定去医院找中医医师调理调理。经大夫看后，建议她服用中药进行调理身体，然后调节内分泌，建立一个好的子宫环境。吃了3个月后，许女士发现气色好了一些，感觉到身体能保持到比较平衡的状态，很少出现不适的情况。中医能够做很多西医做不到的事情，怀孕前先调理下肯定有好处的。现已为人母的许女士提醒，虽然中药调理可使身体处于最佳受孕状态，但是要在医师的指导下进行，求子心切的女性千万不要看见补药就吃。

为什么不可盲目地治未病

现在女性因为生活、工作等方面原因多处于亚健康状态，而中医讲究治未病，若在怀孕前调理身体时，合理服用中草药，并遵医嘱服用，善于辨证施治就能达到调理身体的目的。运用中草药通过调和达到阴阳气血、调理五脏六腑等功能入手，达到天地人三气同步，进而保胎助孕的目的。另外，对于育龄期女性的身体调养，大夫大多会尽量使用药食两用的中草药。

中医专家认为：准备怀孕的妇女若能有中医大夫调整体质，使身体阴阳平衡，则更利于受孕，也利于胎儿的成长，所以，准备怀孕前3

个月的女性最好到专科门诊进行中医诊断,以辨明体质进行中药调理,切不可自己盲目进补。

孕前调理身体的药膳有哪些

为了让想怀孕的女性们在养胎之前先养好身体,这里介绍几个简单易做的药膳。

(1)双耳保肝炒:大枣 15 枚,白木耳、黑木耳各 15 克,盐、香油、姜各适量,清水 100 毫升。本品具有滋养、益肝、活血、润燥的功能。适用于肝郁有热、便秘者。腹泻者慎用。

(2)红豆紫米甜汤:红豆、紫糯米各 20 克,大枣、黑枣各 6 枚(1 人份),冰糖 1 茶匙。中医认为糯米甘温,补气效果较一般白米要好,而紫糯米除补气之外兼具补血的功效,适合妇女产后血崩虚弱的体质,为疗养佳品。枣为脾之果,能补中益气,养血安神,为补益气血的良药。紫糯米配合大枣与黑枣,整个药膳具有补气养血功效。用于肠胃虚弱、易腹泻的贫血女性。

影响精子质量、杀精的中草药有哪些

中医中药治疗不孕不育的优势明显,但并不是所有中药都对精子有好处,临床研究发现有些中药能够影响精子的生产或是直接杀伤精子。主要有蛇床子、苦参、雷公藤、地龙、大蒜、重楼、土贝母、番木瓜、猪胆汁、苦瓜。

(1)蛇床子:味苦、辛,性温。具有温肾助阳、燥湿、杀虫之功。乙醇提取物对小鼠有类性激素样作用,体外有抗病毒作用。据试验研究蛇床子浸膏液的杀精效果随药物增加而增强。

(2)苦参:味苦,性寒。具有清热燥湿、杀虫之功。近年研究证明,10%的苦参液可在 90 秒内使精子全部失活,15%的苦参液可使精子在瞬间失活。其原理可能是苦参碱引起精子生物膜结构中的蛋白质产生降解作用,使精子碎解所致。

(3)雷公藤:味苦,性寒,有大毒。具有消炎、解毒之功。用于治疗类风湿关节炎等疾病。其主要成分为"雷公藤多苷"。现代研究雷公藤多苷主要作用于精子变形及附睾精子。

（4）地龙：味咸，性寒。具有清热镇痉、平喘、通络、利尿、降压之功。研究显示，地龙水煎剂的乙醇提取物及其成分之一琥珀酸，具有降低精子活力、特殊的凝集以及破坏精子形态的作用。

（5）大蒜：具有行气滞、暖脾胃、解毒、杀虫之功。研究显示，大蒜的有效成分大蒜素（二烯丙基化三硫）具有抑制精子活力的作用。

（6）重楼：味苦，性寒，有小毒。具有清热解毒、消肿、定惊、止咳之功。研究显示其提取物具有抑制受精率的作用。

（7）土贝母：味苦，性凉。具有清热解毒、散结消肿之功。其提取物中的皂苷 A、皂苷 D，能降低精子顶体酶活性，影响精子形态，其损伤具有不可逆性。

（8）番木瓜：味甘，性平。具有消炎止痛、解毒杀虫之功。研究显示，本品有干扰精子代谢的作用。

（9）猪胆汁：味苦，性寒。具有清热解毒之功。研究显示，猪胆汁的成分有胆酸和去氧胆酸。一定浓度的提取物能使精子瞬间失去活力，并出现精子碎解。

（10）苦瓜：味苦，性寒。具有清热明目、解毒之功。试验证明，鲜苦瓜汁灌胃，能使小鼠睾丸重量减轻，体积缩小，生精小管管径变小，生精上皮细胞呈不同程度的损害，能阻碍正常精子的发育。

什么是保精？ 保精养生为何只讲男子

保精，即保护肾精不受损伤。因为男子以肾为先天，以精为根本，故男子养生以保精为重要。男子保精不仅使体壮无病，还能生育聪明健康的后代。后代素质的优劣、体质的壮弱、智商的高低等都直接受精子质量的影响，精液充足，质量优良，所育后代多体质强壮，聪慧贤明；反之则不育，或育而体弱多病。因此，男子保精，不仅养生，还能优生。

男子保精有哪些方法

保精也即保肾精不受损伤。保精之法,传统有节性欲、宁心神、慎手淫、和七情、适劳逸、疗疾病、药培养、除不良嗜好、洁外阴、慎药石。

优生常见疾病治疗验方与食疗方有哪些

（1）**弱精子症单验方**：

蚕蛾散

适应证:肾阳亏虚型。

组成及用法:雄蚕蛾50克,文火烘干研末,每晚吞服3克。

黄芪当归散

适应证:气血亏虚型。

组成及用法:黄芪50克,白芍30克,当归10克,丹参30克,共研细末,每日3次,每次3克,冲服。

熟地巴戟饮

适应证:肾精亏虚型。

组成及用法:熟地黄20克,巴戟天6克,枸杞子30克,每日1剂,水煎服,早晚服。

（2）**弱精子症食疗方**：

扁豆薏仁粥

适用证:湿热下注型。

组成及用法:扁豆、薏苡仁各30～50克,加水适量,先浸泡,后同煮为粥,早晚各食1次。

羊脊粥

适用证:肾精亏虚型。

组成及用法:羊脊骨1具,洗净,剁碎,肉苁蓉、菟丝子各30克,以纱布包扎,加水适量,共煮炖1.5小时左右,取汤加大米适量煮粥;

粥熟后加入调料，即可食用。

青虾炒韭菜

适应证：肾阳虚型。

组成及用法：青虾250克洗净，韭菜100克洗净，切段，先以素油炒青虾，加入调料，再加入韭菜煸炒，嫩熟即可食用。

（3）**少精子症单验方：**

生精汤

适应证：肾阳亏虚型。

组成及用法：枸杞子、制何首乌、党参、川续断各15克，菟丝子、覆盆子、五味子、桑葚、车前子、陈皮各9克，当归、熟地黄、淫羊藿各12克，黄芪18克，水煎服，每日1剂。

五子生精汤

适应证：肾精亏虚型。

组成及用法：刺蒺藜、菟丝子各30克，枸杞子、韭菜子、车前子、怀牛膝、北沙参各15克，五味子、覆盆子各10克，水煎服，每日1剂。

（4）**少精子症食疗方：**

肉苁蓉粥

适应证：肾阳亏虚型。

组成及用法：肉苁蓉20克，羊肉25克，大米30克，将肉苁蓉切片，与羊肉丁、大米共煮成粥，食之。

山药汤圆

适应证：肾阴亏虚型。

组成及用法：山药、白糖各150克，粳米250克，胡椒面适量。蒸熟山药，去皮放碗中加白糖、胡椒面，搅拌成馅泥，将粳米揉成软料，将山药馅泥包成汤圆，煮熟即可，经常食用。

杞子薏仁粥

适应证：湿热下注型。

组成及用法：枸杞子、生薏苡仁、炒扁豆各100克，加适量水，共煮为粥，食用。

韭菜炒虾仁

适应证:肾阳亏虚型。

组成及用法:韭菜、鲜虾仁各 150 克,鸡蛋 1 个,白酒 50 克,韭菜炒虾仁,鸡蛋佐膳,喝白酒,每日 1 次,10 日 1 个疗程。

（5）**精液不液化单验方**：

玄参饮

适应证:阴虚内热型。

组成及用法:玄参 30 克,麦冬、丹参各 20 克,每日 1 剂,水煎服。

水蛭麦芽散

适应证:气滞血瘀型。

组成及用法:水蛭 100 克,生麦芽 50 克,共研细末混匀,每日 3 克,冲服。

（6）**精液不液化食疗方**：

山药粥

适应证:肾阴亏虚型。

组成及用法:生山药 150 克,王不留行 50 克,白面适量,先将王不留行加适量水煎煮,取汁,把山药切薄片,放入药汁中煮沸,再变小火慢煎,待山药熟透后,搅拌适量面粉为粥,即可食用。

灯芯薏苡仁粥

适应证:湿热下注型。

组成及用法:灯芯草 10 克,生薏苡仁、赤小豆各 100 克,先将灯芯草水煎取汁,再入薏苡仁、赤小豆共煎,待其熟透后即可食用。

山楂汤

适应证:痰湿瘀阻型。

组成及用法:山楂 50 克,加水适量煎煮取汁,加饴糖少许,当茶饮。

（7）**精液量过少单验方**：

桑葚枸杞汤

适应证:肾精亏虚型。

组成及用法:桑葚 20 克,枸杞子 15 克,淫羊藿、蛇床子各 10 克,每日 1 剂,水煎服,分 2 次服用。

(8)精液量过少食疗方:

银耳海参汤

适应证:气血亏虚型。

组成及用法:人参、白术、茯苓、熟地黄、当归、川芎、白芍、甘草各 5 克,银耳、海参各 50 克,青盐少许,用温水发泡海参,除去杂质,洗净,切片,将上药用纱布袋装好,一同放入砂锅,加水适量,放青盐少许,文火煎熬。待银耳、海参熟透,将中药纱布袋去掉,即可食用,每周 1 次。

鱼鳔五子汤

适应证:肾精亏虚型。

组成及用法:鱼鳔 15 克,沙苑子 10 克,菟丝子 12 克,女贞子、枸杞子各 15 克,五味子 9 克,水煎煮沸 1 小时后,取汤服用,每日 1 次。

(9)精索静脉曲张不育单验方:

化瘀通精汤

适应证:瘀血阻络型。

组成及用法:炒水蛭 10 克,蜈蚣 2 条,三棱、莪术各 10 克,大黄 12 克,乳香 6 克,川楝子、荔枝核各 15 克,牛膝 10 克,皂角刺 15 克,水煎服,每日 1 剂;久病体虚者,加黄芪、党参、当归。

(10)精索静脉曲张食疗方:

木耳汤

适应证:术后,精子活力低下者。

组成及用法:白木耳 30 克,鹿角胶 10 克,冰糖 15 克,将白木耳用温水发泡,去杂质,加水煎,待木耳熟透后,加入鹿角胶、冰糖,使之烊化即可。

糯米粥

适应证:补肾填精,用于术后精子活力低下者。

组成及用法:鱼鳔胶 30 克,糯米 50 克,先用糯米煮粥,半熟,加入鱼鳔胶,一同煮熟食用,每 2 日服 1 次,连用 10 次。

薏苡当归粥

适应证:湿热下注型。

组成及用法:生薏苡仁、赤小豆各 50 克,当归尾、王不留行各 30 克,先将后两味布包煮水取汤,之后加入生薏苡仁、赤小豆煎煮为粥,即可食用。